MICROSCOPIA DE LUZ
EM MICROBIOLOGIA

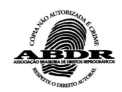

H712m Höfling, José Francisco.
       Microscopia de luz em microbiologia : morfologia bacteriana e fúngica / José Francisco Höfling, Reginaldo Bruno Gonçalves. – Porto Alegre : Artmed, 2008.
       244 p. ; 28 cm.

       ISBN 978-85-363-1447-1

       1. Microbiologia. 2. Morfologia bacteriana. 3. Morfologia fúngica. I. Gonçalves, Reginaldo Bruno. II. Título.

CDU 579

Catalogação na publicação: Mônica Ballejo Canto – CRB 10/1023.

JOSÉ FRANCISCO HÖFLING
REGINALDO BRUNO GONÇALVES

MICROSCOPIA DE LUZ
EM MICROBIOLOGIA

MORFOLOGIA BACTERIANA E FÚNGICA

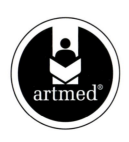

2008

© Artmed Editora S.A., 2008

Capa
Gustavo Macri

Preparação do original
Taíse Simioni

Leitura final
Juliana Thiesen Fuchs

Supervisão editorial
Laura Ávila de Souza

Projeto e editoração
Armazém Digital Editoração Eletrônica – Roberto Vieira

Reservados todos os direitos de publicação, em língua portuguesa, à
ARTMED® EDITORA S.A.
Av. Jerônimo de Ornelas, 670 – Santana
90040-340 Porto Alegre RS
Fone: (51) 3027-7000 Fax: (51) 3027-7070

É proibida a duplicação ou reprodução deste volume, no todo ou em parte,
sob quaisquer formas ou por quaisquer meios (eletrônico, mecânico, gravação,
fotocópia, distribuição na Web e outros), sem permissão expressa da Editora.

SÃO PAULO
Av. Angélica, 1091 – Higienópolis
01227-100 São Paulo SP
Fone: (11) 3665-1100 Fax: (11) 3667-1333

SAC 0800 703-3444

IMPRESSO NO BRASIL
PRINTED IN BRAZIL

Autores

JOSÉ FRANCISCO HÖFLING

Biólogo.

Especialista em Imunologia.

Mestre e Doutor em Imunologia (área de Microbiologia e Imunologia) pelo Instituto de Biologia da Universidade Estadual de Campinas (UNICAMP).

Professor Livre-Docente em Microbiologia e Imunologia pela Faculdade de Odontologia de Piracicaba (FOP)/UNICAMP.

Professor Titular MS-6 (área de Microbiologia) e Imunologia da FOP/UNICAMP.

REGINALDO BRUNO GONÇALVES

Cirurgião Dentista.

Especialista em Endodontia.

Mestre em Patologia e Biologia Buco-Dental (área de Microbiologia e Imunologia) pela FOP/UNICAMP.

Doutor em Microbiologia pelo Instituto de Microbiologia da Universidade Federal do Rio de Janeiro (UFRJ).

Professor Livre-Docente em Microbiologia e Imunologia pela FOP/UNICAMP.

Agradecimentos

Este livro é fruto da participação conjunta de diversas pessoas nas atividades práticas de microbiologia para odontologia durante o período em que permaneceram em nossa disciplina como mestres e doutores. Nossos sinceros agradecimentos a Alessandra C. Alves, Daniel Saito, Gustavo A. O. Pereda, Iriana C. J. Zanin, Marcelo H. Napimoga, Marlise Inés Klein, Paula C. Aníbal, Priscilla de Laet S. Mariano, Rafael N. Stipp, Regianne U. Kamiya, Rita de Cássia Mardegan, Ruchele D. Nogueira e Vivian F. Furletti.

Agradecimentos especiais ao Sr. Anderson Laerte Teixeira e à Sra. Wilma Corrêa Ferraz, pelo apoio técnico, e à Srta. Flávia Pampolini, pela digitação, formatação e aprimoramento das figuras, tão importantes para a compreensão do conteúdo deste livro.

Prefácio

A ciência do diagnóstico microbiológico é basicamente fundamentada na visualização: a habilidade em reconhecer características macroscópicas e microscópicas determina a competência na área. No entanto, uma fonte conveniente de imagens microbiológicas coloridas – particularmente esfregaços de microrganismos corados – é quase inexistente. Este livro busca, por meio de diversas atividades práticas, facilitar a observação e a interpretação de lâminas de microrganismos de importância médica, contribuindo para o conhecimento inicial de estudantes que tenham interesse na área da microbiologia.

Os micróbios que causam doenças encontram-se entre os vírus, os fungos, os parasitas e as bactérias. Este livro inclui apenas o estudo de bactérias e fungos, sendo apresentada uma introdução ao estudo dos vírus, para conhecimento geral, já que experimentos e/ou atividades nesta disciplina exigem condições mais apropriadas e específicas, nem sempre disponíveis aos alunos nos laboratórios dos cursos de ciências da saúde.

Esta obra está dividida em duas partes que, somadas, perfazem seu objetivo didático e pedagógico. A primeira contempla os conceitos básicos de microbiologia e a descrição dos principais microrganismos, e a segunda traz ao leitor uma série de atividades relacionadas à manipulação desses microrganismos. Ao produzi-la, tivemos como objetivo fornecer aos estudantes um guia que lhes permita familiarizar-se com a microscopia de luz de microrganismos. Esperamos que este manual venha a suprir os estudantes das áreas das ciências da saúde com imagens e atividades úteis ao aprendizado do diagnóstico microbiológico.

Os autores

Nota ao estudante

"E vocês que estão sentados nesses bancos,
representando a esperança desse país,
não venham aqui só pela excitação da polêmica,
mas apenas para aprender...
Não fiquem maravilhados diante do novo,
nem assustados pelo que ontem vos era desconhecido...
Não recuem diante do mistério,
mas procurem enfrentá-lo e desvendá-lo...
Não se considerem os únicos donos da verdade e do conhecimento,
pois um diploma não faz o cientista, o sábio.
Somente assim poderão cumprir sua missão,
ser úteis ao próximo...
E façam tudo com amor, pois será um dia esplêndido aquele
em que dos progressos da ciência participará também o coração."

Pasteur

Sumário

PARTE 1
Microscopia de luz: morfologia bacteriana e fúngica

1. Taxonomia e nomenclatura de microrganismos 17
2. O microscópio 23
3. Estudo da célula bacteriana: fixação e coloração 29
4. Bacilos gram-positivos e bacilos gram-negativos 33
5. *Staphylococcus* spp. 37
6. Enterobactérias (*Escherichia* spp.) 41
7. Bacilos gram-positivos (*Bacillus* spp.) 45
8. *Sarcina* spp. 49
9. Leveduras 53
10. *Candida* spp. 57
11. Micobactérias 61
12. Parede celular e esporos 65
13. Saliva e espiroquetas 69
14. Estreptococos 73
15. Leveduras de interesse industrial 77
16. Fungos pluricelulares (miceliais) 81

PARTE 2
Manipulando microrganismos: atividades práticas

17. Normas gerais de laboratórios de microbiologia 87
18. Materiais e equipamentos 89
19. Bacterioscopia 91
20. Preparação e armazenamento dos corantes (Gram) 95
21. Biossegurança 99
22. Meios de cultura em microbiologia. Técnicas de semeadura de microrganismos 101
23. Colorações especiais 111
24. Bactérias álcool-ácido resistentes (método de Ziehl-Neelsen) 119
25. Espiroquetas (coloração de Ryu) 123
26. Investigação da atividade metabólica de bactérias 127
27. Sensibilidade microbiana aos antibióticos *in vitro* (antibiograma) 137

Sumário

28. Esterilização, desinfecção e anti-sepsia na rotina microbiológica 145
29. Efeitos do calor sobre o crescimento de microrganismos 149
30. Efeitos de desinfetantes e/ou anti-sépticos sobre microrganismos *in vitro* 153
31. Microbiota normal da pele 157
32. Microbiota normal do trato respiratório superior 161
33. Bacterioscopia dos nichos da cavidade bucal de humanos 165
34. Contagem total de microrganismos (UFC/mL) 169
35. Determinação da UFC/mL de *Lactobacillus* spp. Correlação com a atividade de cárie 173
36. Contagens de *Streptococcus* grupo *mutans* x atividade cariogênica 177
37. Anaeróbios 181
38. Isolamento de leveduras 185
39. Avaliação da atividade cariogênica em humanos (teste de Snyder) 191
40. Redução da microbiota bucal (uso de colutórios) 193
41. Fungos unicelulares e pluricelulares (técnicas de cultivo) 197
42. Microscopia de fungos pluricelulares e leveduras 203
43. Cápsula de leveduras (coloração não-específica) 207
40. Técnica do microcultivo (fungos pluricelulares) 211

Glossário 215
Apêndices
    1. Limites para a interpretação do antibiograma 219
    2. Microrganismos citados e demais gêneros de interesse médico 223
    3. Nomenclatura dos microrganismos 229
    4. Meios de cultura 231
    5. Soluções e corantes 235
Referências 237
Índice 239

PARTE 1

Microscopia de luz: morfologia bacteriana e fúngica

Capítulo 1

Taxonomia e nomenclatura de microrganismos

objetivos

- Aprender sobre a classificação dos microrganismos.
- Entender as relações filogenéticas existentes entre os microrganismos.
- Conhecer os reinos desses organismos e a forma como é feita sua classificação.
- Entender sobre a classificação de bactérias.

CLASSIFICAÇÃO DOS MICRORGANISMOS

A ciência da classificação, especialmente a classificação de seres vivos, é denominada **taxonomia**, do grego *taxis* (arranjo) e *nomos* (lei, ordem). Assim, o objetivo da taxonomia é classificar organismos vivos, ou seja, estabelecer as relações entre os grupos de organismos e diferenciá-los. Com relação aos microrganismos, devido a poucos registros fósseis, a sua classificação ainda está longe da ideal.

Um sistema taxonômico nos possibilita identificar um organismo previamente desconhecido e, então, agrupá-lo ou classificá-lo com outros organismos que possuam características similares. A taxonomia também fornece uma referência comum na identificação de organismos. Por exemplo, quando uma bactéria suspeita é isolada de um paciente, características daquele isolado são comparadas a uma lista de características de bactérias previamente classificadas para identificar a amostra. Depois de a bactéria ser identificada, drogas que a afetam podem ser selecionadas. Portanto, a taxonomia é uma ferramenta básica e necessária para os cientistas e fornece uma linguagem universal de comunicação.

Novas técnicas de biologia molecular e genética vêm fornecendo novos subsídios para a taxonomia moderna. Vários sistemas de classificação e testes usados na identificação de microrganismos têm permitido a sua classificação e o seu posicionamento filogenético.

RELAÇÕES FILOGENÉTICAS

Entre os diferentes organismos já identificados em nosso planeta, existem muitas similaridades, mas também há diferenças. Estas podem ser atribuídas à sobrevivência dos organismos com características mais bem adaptadas ao seu hábitat.

A fim de facilitar as pesquisas e a comunicação, os organismos são distribuídos em categorias taxonômicas, ou **taxa** (sing., **táxon**), que refletem o grau de similaridade existente entre eles. A história evolutiva de um grupo é conhecida como **filogenia**, e a hierarquia do taxa revela relações evolutivas ou filogenéticas.

OS REINOS

Em 1969, Robert H. Whittaker descreveu um **sistema** de cinco reinos para a classificação biológica, considerando os procariontes como ancestrais de todos os eucariontes (Figura 1.1) (Black, 2002).

Nesse sistema, todos os procariontes estão incluídos no Reino **Procaryote** ou **Monera**, e os eucariontes compreendem os outros quatro reinos. Os organismos eucariontes simples, a maioria unicelular, estão agrupados no Reino **Protista**, que inclui também os multicelulares (sem organização de tecidos). O Reino Protista inclui os bolores aquáticos semelhantes a

Microscopia de luz em microbiologia: morfologia bacteriana e fúngica

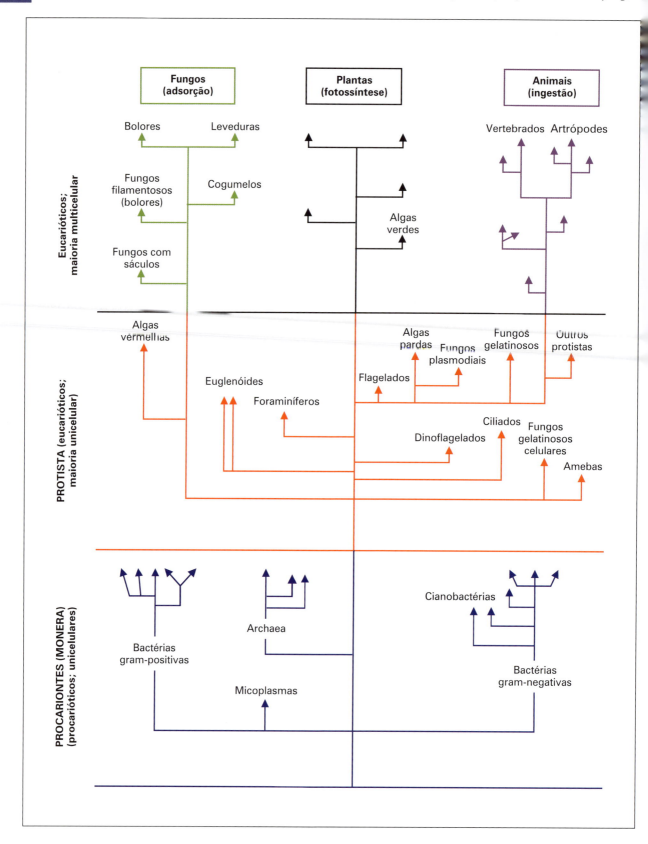

Figura 1.1 Sistema de cinco reinos. Os filos selecionados estão indicados para ilustrar este sistema de classificação comumente aceito.

Capítulo 1 *Taxonomia e nomenclatura de microrganismos*

fungos, os bolores limosos, os protozoários e as primitivas algas eucarióticas.

Os fungos, as plantas e os animais constituem os três reinos dos organismos eucarióticos mais complexos, sendo a maioria multicelular. O Reino **Fungi** inclui as leveduras unicelulares, os bolores multicelulares e as espécies macroscópicas como os cogumelos. O Reino **Plantae** inclui algumas algas e todos os musgos, samambaias, coníferas e plantas com flores. Todos os membros desse reino são multicelulares. O Reino de organismos multicelulares denominado **Animalia** (animais) inclui as esponjas, vários vermes, os insetos e os animais com esqueleto (vertebrados).

CLASSIFICAÇÃO DOS ORGANISMOS

Os organismos vivos são agrupados de acordo com suas características similares (classificação), e a cada organismo é atribuído um único nome científico. As regras para a classificação e a nomeação são utilizadas no mundo todo por biólogos e microbiologistas, fazendo parte de um sistema que fornece dois nomes para cada organismo, como, p. ex., *Homo sapiens* ou *Rhizopus nigricans*. Esse sistema é denominado **nomenclatura binomial**. O nome do gênero é gravado sempre em letra maiúscula e é sempre um substantivo. O nome da espécie é grafado sempre em letra minúscula e é, geralmente, um adjetivo.

Os binômios são utilizados por cientistas no mundo todo, independentemente de sua língua nativa, o que permite que eles compartilhem seu conhecimento de uma forma eficiente e exata. Várias entidades científicas são responsáveis pelo estabelecimento de regras que governam a denominação de organismos.

As regras para a denominação de novas bactérias recentemente classificadas e a designação destas para um táxon são estabelecidas pela **Comissão Internacional de Bacteriologia Sistemática** e publicadas no *Código Bacteriológico*. As descrições das bactérias e das evidências de sua classificação são publicadas no *International Journal of Systematic Bacteriology*, antes de serem incorporadas no *Bergey's Manual of Bacteriology*. De acordo com o *Código Bacteriológico*, os nomes científicos são derivados do latim (o nome de um gênero também pode ser derivado do grego) ou latinizados pela adição de um sufixo apropriado. Os sufixos para ordem e família são *-ales* e *-aceae*, respectivamente.

Como novas técnicas de laboratório permitem caracterizações mais detalhadas das bactérias, dois gêneros podem ser reclassificados em somente um, ou um gênero pode ser dividido em dois ou mais gê-

neros. Por exemplo, os gêneros *Diplococcus* e *Streptococcus* foram combinados em 1974; a única espécie de diplococos é agora denominada *Streptococcus pneumoniae*. Nesses casos, o *Código Bacteriológico* determina que o gênero mais antigo deve ser mantido. Em 1984, experimentos de hibridização de DNA mostraram que *Streptococcus faecalis* e *Streptococcus faecium* eram somente relacionados a distância com outras espécies de estreptococos. Conseqüentemente, um outro gênero denominado *Enterococcus* foi criado, e essas espécies foram renomeadas como *E. faecalis* e *E. faecium* porque as regras exigiam que os epítetos originais específicos fossem mantidos.

Realizar a transição para um outro nome pode ser confuso. O nome antigo é, muitas vezes, escrito entre parênteses. Por exemplo, um médico procurando pela informação de causa da febre e da irritação ocular de um paciente (doença do arranhão de gato) encontrará o nome bacteriano *Bartonella* (*Rochalimaea*) *quintana*.

Obter o nome de um organismo é importante para saber qual tratamento utilizar; drogas antifúngicas não funcionarão contra bactérias, e drogas antibacterianas não funcionarão contra vírus.

CLASSIFICAÇÃO DAS BACTÉRIAS

O esquema de classificação taxonômica para bactérias é encontrado no *Bergey's Manual of Systematic Bacteriology* (vols. 1, 2, 3 e 4). Nesse manual, as bactérias estão separadas em quatro categorias: três consistem em células eubacterianas, e a quarta consiste nas *archaea*. Foi proposta uma revisão desses táxons superiores para estabelecer os reinos nos domínios **Eubacteria** e **Archaea**. A classificação nesses táxons é baseada em similaridades nas seqüências de rRNA. Cada divisão é separada em classes, havendo ao todo sete classes de bactérias. As classes são divididas em ordens; as ordens, em famílias; as famílias, em gêneros; e os gêneros, em espécies.

Uma **espécie bacteriana** é definida de maneira diferente das espécies eucarióticas, as quais são um grupo de organismos intimamente relacionados que podem cruzar entre si. Diferentemente da reprodução em organismos eucarióticos, a divisão celular em bactérias não é diretamente ligada à conjugação sexual, a qual não é freqüente e é, necessariamente, espécie-específica. Uma espécie bacteriana, entretanto, é definida simplesmente como uma população de células com características similares (tais características serão discutidas posteriormente no Capítulo 3.) Os membros das espécies bacterianas são essencialmente semelhantes entre si, porém distintos dos membros das outras espécies, em geral com base em várias características.

Em alguns casos, culturas puras de uma mesma espécie não são idênticas. Cada um desses grupos é denominado **linhagem**, que é uma coleção de células derivadas de uma única célula. As linhagens são identificadas por números, letras ou nomes que seguem uma denominação específica.

O *Bergey's Manual* fornece uma referência para identificação de bactérias no laboratório, assim como um esquema de classificação, como é apresentado no Quadro 1.1. Sugestões de relações evolutivas são dadas para a maioria dos grupos. Informações utilizadas para construir (e modificar) modelos filogenéticos vêm da análise da seqüência de nucleotídeos do DNA e do RNA.

Nem todas as bactérias foram pesquisadas, e aquelas que necessitam de mais investigações estão temporariamente localizadas em categorias ou seções descritivas, tais como **Endossimbiontes** e **Bactérias Dissimilantes de Sulfato ou Redutoras de Enxofre.**

Quadro 1.1

Classificação bacteriana, segundo o manual *Bergey's*[1], com referência aos principais gêneros de interesse médico. Reino: Procaryotae – Classe: Schizomycetes

Grupos maiores	Famílias	Gêneros
1. Espiroquetas	Spirochaetaceae	*Treponema, Borrelia, Leptospira*
2. Espirilos	Spirillaceae	*Spirillum, Campylobacter*
3. Bacilos gram-negativos-aeróbios	Pseudomonadaceae	*Pseudomonas* *Alcaligenes, Brucella, Bordetella, Francisella*
4. Bacilos gram-negativos-anaeróbios facultativos	Enterobacteriaceae Vibrionaceae	*Escherichia, Enterobacter, Klebsiella, Citrobacter, Salmonella, Shigella, Serratia, Proteus, Yersinia Vibrio, Aeromonas, Plesiomonas Haemophilus, Pasteurella, Actinobacillus, Calymmatobacterium*
5. Bacilos gram-negativos-anaeróbios	Bacterioidaceae	*Bacteroides, Fusobacterium, Leptothrichia*
6. Cocos gram-negativos-aeróbios	Neisseriaceae	*Neisseria, Branhamella, Moraxella*
7. Cocos gram-negativos-anaeróbios	Veillonellaceae	*Veillonella*
8. Cocos gram-positivos-aeróbios	Micrococcaceae Streptococcaceae	*Micrococcus, Staphylococcus* *Streptococcus*
9. Cocos gram-positivos-anaeróbios	Peptococcaceae	*Sarcina*
10. Bacilos gram-positivos-esporogênicos	Bacillaceae	*Bacillus, Clostridium*
11. Bacilos gram-positivos-asporogênicos	Lactobacillaceae	*Lactobacillus* *Listeria, Erysipelothrix*
12. Actinomicetes e afins	Actinomycetaceae Nocardiaceae Streptomycetaceae Mycobacteriaceae Corynebacteriaceae	*Actinomyces, Bifidobacterium* *Nocardia* *Streptomyces* *Mycobacterium* *Corynebacterium*
13. Rickéttsias	Rickettsiaceae Chlamydiaceae	*Rickettsia, Coxiella* *Chlamydia*
14. Micoplasmas	Mycoplasmataceae	*Mycoplasma*

[1]O *Bergey's Manual of Systematic Bacteriology* e o *Bergey's Manual of Determinative Bacteriology* são referências para a identificação laboratorial das bactérias.

Capítulo 1   *Taxonomia e nomenclatura de microrganismos*

21

Atividades

1. Qual é a finalidade de um sistema taxonômico?

2. Atualmente, quais são as técnicas que permitem a classificação de um organismo e seu posicionamento filogenético?

3. O que refletem as categorias taxonômicas e qual é sua finalidade?

4. Como é conhecida a história evolutiva de um grupo de organismos?

5. Com base na Figura 1.1, quem seriam os ancestrais das algas verdes, dos vertebrados e dos fungos?

6. Quais são os cinco reinos e quais são os organismos que neles estão incluídos?

7. Quais são as regras para classificação e nomeação dos organismos vivos no sistema denominado nomenclatura binominal?

8. Quais são os sufixos para ordem e família, respectivamente?

(continua)

Atividades (continuação)

9. Onde é encontrado o esquema de classificação taxonômica para bactérias? Como é feita a classificação no táxon?

10. Defina espécie bacteriana.

11. O que é linhagem e como é identificada?

12. Quais são as famílias dos seguintes gêneros: *Brucella*, *Salmonella*, *Neisseria*, *Leptospira*, *Pseudomonas*, *Staphylococcus*, *Streptococcus*, *Actinomyces*, *Chlamydia* e *Mycoplasma*, respectivamente?

Capítulo 2

O microscópio

objetivos

- Familiarizar-se com a estrutura do microscópio.
- Rever as precauções a se tomar com a sua utilização.
- Conhecer o emprego da objetiva de imersão.

No dia em que Antonie van Leeuwenhoek inventou este maravilhoso instrumento que é o microscópio, um universo de seres infinitamente pequenos, até o momento desconhecido, passou a ser observado. Uma nova ciência, a microbiologia, nascia.

O microscópio é o instrumento mais útil e o mais importante para o microbiologista. Este capítulo foi concebido para que o estudante venha a se familiarizar com esse recurso e a utilizá-lo adequadamente e da melhor maneira possível na observação dos microrganismos que serão estudados nos capítulos subseqüentes.

ESTRUTURA DO MICROSCÓPIO

A microbiologia pode ser definida como o estudo de organismos que são muito pequenos para serem vistos claramente pelo olho humano sem ajuda alguma. Para a visualização de microrganismos necessita-se de aumentos, os quais são conseguidos com o uso do microscópio óptico composto.

MICROSCÓPIO ÓPTICO COMPOSTO

O microscópio óptico composto ou microscópio de luz é um instrumento de precisão que permite a visualização de microrganismos observados através dele. Constitui-se basicamente de uma parte mecânica e de uma parte óptica.

Parte mecânica

É representada pelo corpo do microscópio, o qual se encontra apoiado pela extremidade inferior em uma base de tamanho e peso suficientes para assegurar o equilíbrio do aparelho. A extremidade superior do braço articula-se com um tubo metálico conhecido como "canhão", que suporta as lentes. Um sistema de cremalheira permite o deslocamento do canhão (ou da mesa, conforme o modelo) para baixo e para cima, através dos parafusos macro e micrométricos. O parafuso macrométrico permite deslizamentos rápidos e de grande amplitude, ao passo que o micrométrico possibilita pequenos deslocamentos.

Na parte inferior do tubo microscópico, estão depositadas as **objetivas**, em número variável, que estão rosqueadas em um dispositivo móvel especial denominado "revólver", o qual permite o intercâmbio das objetivas. Entre o canhão e a base do microscópio, existe uma plataforma metálica chamada "mesa" ou "platina do microscópio".

Sobre a platina é colocada a lâmina com a preparação a ser examinada, que será fixada por meio de presilhas, a fim de que permaneça imóvel. Para correr todo o campo do microscópio, existe um dispositivo especial denominado *charriot*, que, por intermédio de dois parafusos, permite o deslocamento da preparação.

Parte óptica

É constituída pelas lentes e pelo sistema de iluminação.

- **Lentes oculares:** são adaptadas na extremidade superior do tubo do microscópio e é através delas que o observador olha. A ocular geralmente produz aumentos de 10 vezes, entretanto existem oculares que possibilitam outros aumentos.
- **Lentes objetivas:** são constituídas por um conjunto de lentes e acham-se dispostas na extremidade inferior do tubo do microscópio. A maioria dos microscópios possui três objetivas a seco (pequeno, médio e grande aumento) e uma objetiva de imersão.
- **Objetiva de imersão:** dá maior aumento e permite ver o objeto com mais nitidez. A técnica é simples: basta colocar uma gota de óleo de cedro sobre a preparação e baixar a objetiva própria sobre a lâmina, de forma que esse líquido denso se interponha entre a objetiva e o objeto a ser examinado. Nesse caso, os raios luminosos não sofrem desvio, pois o índice de refração do óleo é igual ou muito próximo ao do vidro.

Sistema de iluminação

É constituído pelo condensador, que dirige os raios de luz para o objeto, e por uma fonte de luz, que pode ser direta (conectada à eletricidade) ou refletida por um espelho. O condensador possui um diafragma com a finalidade de controlar a quantidade de luz desejada.

AUMENTO DO MICROSCÓPIO

O aumento final da preparação é dado pelo produto do aumento da objetiva multiplicado pelo valor da ocular. Chama-se **poder resolvente** de uma objetiva a capacidade que permite ver nitidamente o menor espaço compreendido entre dois pontos.

UTILIZAÇÃO DO MICROSCÓPIO

Para a utilização do microscópio, leia atentamente as regras abaixo:

1. No transporte do microscópio, segurá-lo com as duas mãos, uma suportando sua base e a outra, sua coluna.

2. Posicionar delicadamente o microscópio sobre a mesa de trabalho, pois este é um objeto precioso, cuja precisão pode ser abalada após um choque ou uma batida violenta.

3. Mesmo que se utilize apenas a objetiva de imersão, manter o microscópio focalizado na objetiva de menor aumento, a fim de prevenir danos à lente de imersão.

4. Na manutenção e na limpeza da objetiva de imersão, deve-se usar um lenço de papel especialmente recomendado, a fim de não provocar danos à sua lente. Se os resultados não forem satisfatórios com esse recurso, pode-se empregar uma pequena quantidade de clorofórmio ou uma mistura de álcool-éter (50/50). Jamais se deve permitir o contato muito longo da lente com esse produto, e, também, não se deve empregar álcool ou outro produto que possa provocar o seu descolamento pela dissolução do cimento que a prende. Essa objetiva é a maior (mais longa) e normalmente está acompanhada de uma linha negra, a fim de que se possa reconhecê-la entre as demais. Para alguns microscópios, no entanto, essa linha poderá ser branca.

5. A lente de imersão jamais poderá ser utilizada a seco. Deve-se sempre adicionar óleo de imersão, o que previne danos pelo contato direto com a lâmina e garante maior aproveitamento da luz que incide nessa lente, considerando-se, ainda, que o óleo apresenta o mesmo índice de refração que esta. A lente de imersão é, portanto, frágil e necessita do maior cuidado possível.

6. Tomar o mesmo cuidado na limpeza em relação às outras lentes, como a das oculares e a do condensador.

7. Manter o microscópio com a sua capa protetora ou dentro de sua própria caixa.

REGRAS GERAIS DE USO E MANIPULAÇÃO DO MICROSCÓPIO

FOCALIZAÇÃO

- Colocar a ocular desejada.
- Acender a fonte de luz acoplada.

Capítulo 2   *O microscópio*

- Posicionar o condensador o mais próximo possível da platina.
- Verificar se o diafragma está completamente aberto.
- Colocar em foco a objetiva de menor aumento.
- Fixar por meio das presilhas a preparação a ser examinada na platina.
- Observar o campo microscópico.
- Para observar a preparação com objetiva de imersão, colocar uma gota de óleo de imersão sobre a lâmina.
- Girar o revólver para colocar a objetiva de imersão em foco (geralmente, a objetiva de imersão se distingue das demais por apresentar um fino anel de cor preta ou branca).
- Olhando pelo lado, fazer descer o canhão com um parafuso macrométrico até que a lente frontal da objetiva fique encostada no óleo de cedro. Não se deve focalizar baixando a objetiva enquanto se olha pela ocular.
- Olhando pela ocular, mover o parafuso macrométrico delicadamente até conseguir focalizar grosseiramente a preparação.
- Mover o parafuso micrométrico até conseguir uma boa focalização.
- Para mudar o campo microscópico, mover o *charriot* em um ou em outro sentido.

OBSERVAÇÃO

Identifique as características do microscópio que será utilizado no decorrer do curso de microbiologia.

Microscópio utilizado (tipo): ....
Marca: ....
Oculares: ....
Objetivas (números): ....

EXERCÍCIO DE UTILIZAÇÃO DO MICROSCÓPIO

A fim de melhor conhecer o microscópio e seus recursos, há a necessidade de se praticar o seu manuseio, observando qualquer espécime microscópico e analisando seu tamanho e sua morfologia.

O exercício que se segue permite o estudo comparado das dimensões dos microrganismos.

OBJETIVOS

1. Realizar um exercício de utilização do microscópio.

2. Estudar, por comparação, as dimensões de certos microrganismos.

3. Observar preparações permanentes (com lâmina e lamínula) e não-permanentes.

MATERIAL

- Microscópio
- Lâminas e lamínuls
- Azul de metileno
- Conta-gotas
- Amostra de uma mistura de bactérias (microbiota bucal)
- Infusão ou água estagnada
- Amostra de leveduras
- Material de infusão

DELINEAMENTO

Seguindo-se as regras de utilização do microscópio descritas anteriormente, examinar os materiais (amostras) usando todas as objetivas, seguindo os passos já previstos para a focalização e comparando as dimensões dos microrganismos (leveduras e bactérias) com os demais organismos.

Proceder da seguinte forma: focalizar com a objetiva de menor aumento, escolhendo um determinado campo, e passar às outras, mantendo o campo que está sendo observado; registrar os organismos desenhando-os a partir do aumento de 10x, 40x e, finalmente, com a objetiva de 100x.

Atividades

1. Onde se coloca a lâmina com o objeto a ser focalizado no microscópio?

2. Como se reconhece a objetiva de imersão?

3. Como se focaliza em imersão?

4. Qual é a finalidade do uso do óleo para microscopia na focalização em imersão?

5. Como se calcula o aumento do objeto após a focalização?

6. Qual é o aumento final obtido quando se usa uma objetiva de 100x e uma ocular de 10x?

7. O que é "poder resolvente de uma objetiva"?

8. Qual é a finalidade do condensador?

9. Qual é a finalidade do diafragma?

(continua)

Capítulo 2   O microscópio

10. Que materiais são necessários ou podem ser usados na observação ao microscópio?
_____
_____
_____

11. Esquematize os preparados observados, registrando-os no protocolo de desenho.

12. Coloque o nome das partes do microscópio nas setas correspondentes:

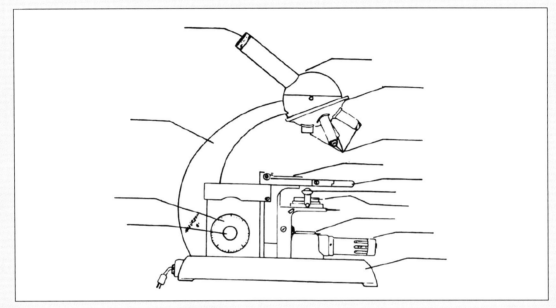

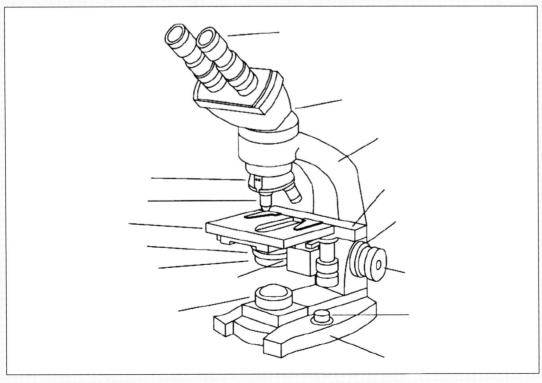

Protocolo de desenho

Lâmina 1

Aumento =

Lâmina 2

Aumento =

Lâmina 3

Aumento =

Capítulo 3

Estudo da célula bacteriana: fixação e coloração

objetivos

- Familiarizar-se com as diversas formas e arranjos celulares dos microrganismos por meio da coloração com corantes apropriados.
- Entender e observar que as colorações são um recurso fundamental para o reconhecimento dos diversos tipos morfológicos microbianos.

Os microrganismos apresentam formas típicas, que servem para seu reconhecimento, revelando-se esféricos (cocos), retangulares ou na forma de bastonetes (bacilos), encurvados (espirilos) e na forma de vírgula (vibriões). Uma estrutura rígida, denominada parede celular, confere aos microrganismos a sua forma original.

Para a familiarização com essas formas bacterianas, preparados de amostras fixados e corados tornam-se um material adequado para essas observações. Assim, faz-se necessário colorir as células, já que estas são normalmente incolores.

MATERIAL

- Lâminas de microscópio (lâminas de vidro apropriadas)
- Lápis para vidro ou etiquetas apropriadas
- Alça de platina ou alças descartáveis (descartar apropriadamente)
- Solução salina ou água destilada estéril
- Cultura de bactérias ou de células leveduriformes, preferencialmente
- Bateria para coloração simples e de Gram (ver Apêndice)
- Microscópio, óleo de imersão e lenços de papel
- Suporte para lâminas

DELINEAMENTO

1. Colocar a lâmina de microscópio sobre a mesa de platina.
2. Localizar as bactérias ou leveduras no esfregaço corado por coloração simples ou por coloração complexa (ver descrição adiante); usando a descrição contida no exercício do capítulo anterior (exercício de utilização do microscópio), de preferência fazer o registro iniciando com o aumento de 45x.
3. Após esse passo, depositar uma gota de óleo de imersão apropriado sobre as lâminas e observar com a objetiva de imersão (100x); registrar as células no protocolo apropriado.

ESFREGAÇO

1. Usar uma lâmina de microscópio apropriada, limpa e desengordurada (preferencialmente, lâminas apropriadas para identificação em um dos lados, i.e., foscas).
2. Colher o material a ser usado de amostras diversas (culturas puras laboratoriais/amostras clínicas provenientes de supurações, septicemias,

sangue, fezes, urina, etc.), depositar na lâmina e fazer o esfregaço; para tal, espalhar o material com movimentos de rotação da alça ou do *swab* (semelhante a um cotonete comum), a fim de se obter um esfregaço (espalhamento) de forma oval, fino e uniforme.

3. Deixar secar à temperatura ambiente ou flambar, cortando lentamente a chama do bico de Bunsen.

4. Corar com os corantes apropriados.

TÉCNICA DE COLORAÇÃO SIMPLES

1. Fazer um esfregaço bem homogêneo, fixar pelo calor ou à temperatura ambiente e esperar esfriar.

2. Depositar o corante – azul de metileno ou fucsina – na lâmina e deixar agir por um minuto.

3. Lavar rapidamente com água e observar em objetiva de imersão.

TÉCNICA DE COLORAÇÃO DE GRAM

1. Fazer um esfregaço bem homogêneo, fixar pelo calor e esperar esfriar.

2. Cobrir com o corante cristal violeta e deixar agir por um minuto.

3. Lavar rapidamente com água.

4. Cobrir com solução de lugol por um minuto.

5. Lavar com água corrente.

6. Descorar pelo álcool absoluto por aproximadamente 15 segundos.

7. Corar com fucsina por 30 segundos.

8. Lavar com água, secar e observar em objetiva de imersão.

RESULTADO

Células gram-positivas ficarão coradas em **roxo**, enquanto as gram-negativas apresentarão a cor **vermelha.** Registrar as células microbianas desejadas no protocolo apropriado.

Capítulo 3   *Estudo da célula bacteriana*

Atividades

1. Como se prepara um esfregaço a partir de uma cultura bacteriana?

2. Como se dá a fixação de um esfregaço bacteriano? Qual é a finalidade da fixação?

3. Qual cor resulta da coloração simples?

4. Registre no protocolo de desenho as preparações coradas pelo azul de metileno observadas.

5. Qual estrutura das bactérias está associada à coloração de Gram?

6. Registre no protocolo de desenho as preparações coradas por Gram observadas.

Protocolo de desenho

Lâmina 1

Aumento =

Lâmina 2

Aumento =

Lâmina 3

Aumento =

Capítulo 4

Bacilos gram-positivos e bacilos gram-negativos

objetivos

- Observar microscopicamente esfregaços corados por Gram.
- Diferenciar bacilos gram-positivos de bacilos gram-negativos.
- Tomar conhecimento das exceções da coloração de Gram.

De acordo com a coloração de Gram, os cocos são geralmente gram-positivos, com exceção dos pertencentes ao gênero *Neisseria* (gonococos e meningococos). Os bacilos são geralmente gram-negativos, com exceção dos pertencentes aos gêneros *Corynebacterium* (bacilo diftérico), *Bacillus* (bacilo do carbúnculo) e *Clostridium* (bacilo do tétano).

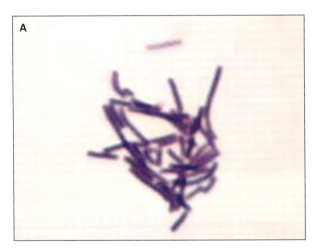 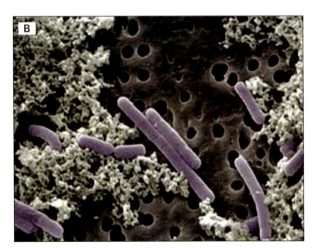

Figura 4.1 Bastonetes gram-positivos, corados pela coloração de Gram, visualizados em roxo, conservando a cor violeta. A. Microscopia óptica (1.200x). B. Microscopia eletrônica (3.000x).

Microscopia de luz em microbiologia: morfologia bacteriana e fúngica

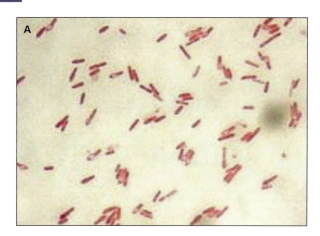 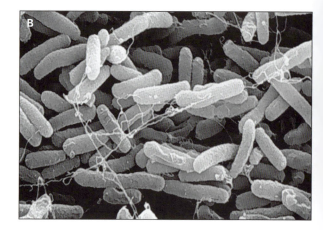

Figura 4.2 Bastonetes gram-negativos, corados pela coloração de Gram, visualizados em vermelho ou rosa. A. Microscopia óptica (1.200x). B. Microscopia eletrônica (3.000x).

Atividades

1. Como se comportam as bactérias em relação à coloração de Gram?

2. Quais são as exceções da coloração?

3. Como se diferenciam bacilos gram-positivos de gram-negativos?

4. Registre no protocolo de desenho as preparações observadas.

Capítulo 4   *Bacilos gram-positivos e bacilos gram-negativos*

Protocolo de desenho

Lâmina 1

Aumento =

Lâmina 2

Aumento =

Lâmina 3

Aumento =

Capítulo 5

Staphylococcus spp.

objetivos

- Observar esfregaços corados por Gram.
- Conhecer a morfologia e o arranjo celular de cocos gram-positivos (estafilococos).

Os estafilococos (do grego *Staphyle*, uva) pertencem à família Micrococcaceae e ao gênero *Staphylococcus*. São cocos gram-positivos, imóveis, agrupados em massas irregulares ou formas semelhantes a cachos de uva. São aeróbios ou anaeróbios facultativos e catalase-positivos. Fermentam a glicose com produção de ácido, tanto em aerobiose como em anaerobiose.

Com relação à morfologia, são células esféricas de cerca de um μm de diâmetro (estafilococos patogênicos) ou maiores e desiguais (estafilococos ou micrococos saprófitas). As culturas jovens de certas cepas podem exibir cápsula, porém, de um modo geral, consideram-se os estafilococos como acapsulados. Gram-positivos nas culturas recentes, tendem a perder essa propriedade nas culturas velhas.

Os estafilococos crescem bem nos meios de culturas mais comuns, como o caldo simples ou ágar simples, com pH 7, à temperatura ótima de 37°C. Em placa de ágar simples, após 24 horas na estufa a 37°C, produzem colônias de cerca de 1 a 3 mm de diâmetro, convexas, de superfície livre e bordos circulares, opacas e brilhantes. Deixando-se as placas um ou dois dias à temperatura ambiente, as culturas de estafilococos patogênicos recém-isoladas geralmente desenvolvem um pigmento amarelo, ao passo que os estafilococos saprófitas formam colônias brancas.

PRINCIPAIS ESPÉCIES DE ESTAFILOCOCOS

STAPHYLOCOCCUS AUREUS

É o agente mais comum em infecções piogênicas. Essas infecções podem se localizar na pele ou em regiões mais profundas. Quando localizam-se na pele, recebem diferentes designações, tais como foliculite, furunculose, carbúnculo e impetigo, de acordo com a localização e com outras características. A foliculite é a inflamação de um folículo piloso que surge em decorrência de sua obstrução. O furúnculo, ou abscesso, é a infecção dos folículos pilosos e das glândulas sebáceas obstruídas, com envolvimento do tecido celular subcutâneo. Quando o furúnculo apresenta vários tipos de drenagem, recebe a designação de carbúnculo estafilocócico, particularmente quando localizado na nuca e na parte superior das costas. O hordéolo, ou terçol, é a infecção de uma glândula sebácea marginal das pálpebras. Em indivíduos debilitados por doenças crônicas, traumas físicos, queimaduras ou imunossupressão, esse microrganismo pode causar infecções de caráter mais grave. Entre as infecções profundas destacam-se a osteomielite, a bacteremia, a endocardite, a pneumonia e, ocasionalmente, a meningite e a artrite bacteriana. Além dessas infecções, o *S. aureus* pode causar vários tipos de intoxicações, seja na vigência de um processo infeccioso (síndrome da pele escaldada ou doença de Ritter) ou não (intoxicação alimentar e síndrome do choque tóxico). As células de S. aureus apresentam alguns componentes de superfície e produzem várias substâncias extracelulares que contribuem para a sua virulência, tais como cápsula, peptídeoglicano, ácidos teicóicos (ribitol e glicerolfosfato), proteína A, adesinas, enzimas e toxinas extracelulares, hemolisinas, leucocidina.

STAPHYLOCOCCUS EPIDERMIDIS

É o habitante normal da pele e das mucosas, sendo considerado a espécie de estafilococos coagulase-negativos de maior prevalência e persistência na pele humana. Esta parece ser a espécie de estafilococos coagulase-negativos com potencial de patogenicidade mais elevado, sendo apontada como importante agente de bacteremia de origem hospitalar. É também freqüente em infecções associadas à implantação de próteses cardíacas, articulares e vasculares, e de cateteres intravenosos e em peritonites. Além disso, têm sido relatados casos de endocardite associados com o isolamento dessa espécie de estafilococos.

STAPHYLOCOCCUS SAPROPHYTICUS

Estudos mostram que esses estafilococos podem ser patógenos oportunistas em infecções do trato urinário, especialmente em mulheres jovens, sexualmente ativas. É considerado, depois da *Escherichia coli*, o agente mais freqüente de infecções urinárias tais como a cistite e a pielonefrite agudas nessas pacientes. Esse microrganismo pode também causar infecção urinária no homem, particularmente em idosos com afecções predisponentes do trato urinário. Sua patogenicidade deve estar relacionada à capacidade de aderir às células do epitélio do trato urinário. Ocasionalmente, o *S. saprophyticus* pode ser isolado de infecções de feridas e de casos de septicemia.

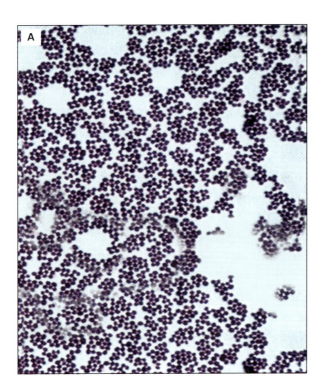
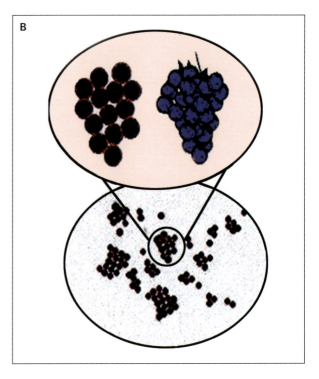

Figura 5.1 *S. aureus* Rosenbach, 1884. Cocos gram-positivos agrupados em cachos de uvas. Espécie *S. aureus* (supurações, septicemia). A. Microscopia óptica (1.000x). B. Desenho esquemático do arranjo de células de *S. aureus*.

Capítulo 5   *Staphylococcus aureus*

Atividades

1. Descreva os estafilococos em relação à sua morfologia e ao seu arranjo celular.

2. Estafilococos apresentam cápsula?

3. Quanto à pigmentação, como se comportam estafilococos patogênicos e saprófitas?

4. O que são infecções piogênicas? Dê exemplos.

5. Quais são as infecções profundas causadas por estafilococos?

6. Quais são as substâncias extracelulares produzidas por esses microrganismos?

7. Qual é a importância médica de estafilococos coagulase-negativos?

8. Qual é a importância do *S. saprophyticus* como agente patogênico?

9. Registre no protocolo de desenho as preparações observadas.

Protocolo de desenho

Lâmina 1

Aumento =

Lâmina 2

Aumento =

Lâmina 3

Aumento =

Capítulo 6

Enterobactérias (*Escherichia* spp.)

objetivos

- Observar esfregaços corados por Gram.
- Conhecer a morfologia e o arranjo celular de enterobactérias.

O microrganismo *Escherichia coli* é constituído por células em forma de bastonetes retos, de 1,1 a 1,5 por 2 a 6 μm. Caracteriza-se por ser móvel por flagelos peritríqueos ou imóvel, gram-negativo, anaeróbio facultativo e não-formador de esporos. Pertence à família Enterobacteriaceae e o gênero *Escherichia*.

PATOGENIA

Escherichia coli é um microrganismo presente no trato gastrintestinal dos animais de sangue quente, fazendo parte da microbiota intestinal normal. No entanto, algumas linhagens desse microrganismo podem ser patogênicas, recebendo, nesses casos, a denominação genérica de *Escherichia coli* enterovirulenta. Conhecem-se quatro linhagens diferentes, de acordo com a natureza da infecção que podem provocar:

1. **Linhagem *E. coli* invasora:** os microrganismos dessa linhagem são, em geral, inócuos em seu hábitat natural, mas podem causar problemas se alcançarem outros locais ou tecidos do hospedeiro; tal linhagem está associada com infecções intestinais moderadas.

2. **Linhagem *E. coli* enteropatogênica:** os microrganismos dessa linhagem provocam lesões na mucosa do trato intestinal, causando gastrenterites agudas, principalmente em recém-nascidos e em crianças de até dois anos de idade.

3. **Linhagem *E. coli* enterotoxigênica:** embora os microrganismos dessa linhagem não tenham capacidade de invadir a mucosa intestinal, podem produzir enterotoxinas que atuam na membrana das células epiteliais; tal linhagem está associada com a diarréia aquosa abundante (semelhante à provocada pela cólera).

4. **Linhagem *E. coli* enterohemorrágica:** essa linhagem está associada à enterocolite hemorrágica em indivíduos de todas as idades; o mecanismo pelo qual essas bactérias causam enterocolite ainda está em estudo.

Praticamente todo alimento, tanto de origem vegetal quanto de origem animal, que não tenha sido processado, pode veicular *E. coli*, desde que, em algum momento, tenha sido sujeito a poluição fecal.

Microscopia de luz em microbiologia: morfologia bacteriana e fúngica

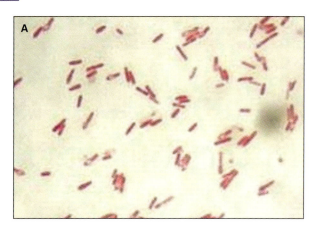 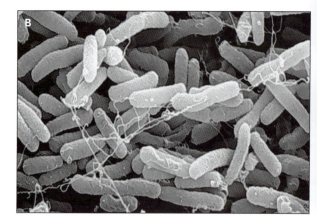

Figura 6.1 *Escherichia coli* Castellani & Chalmers, 1919. Bastonetes gram-negativos, móveis, ou imóveis, glicose e lactose AG, IMViC ++—, encontrados nas fezes normais. A. Microscopia óptica (1.200x). B. Microscopia eletrônica (3.000x).

Atividades

1. Descreva morfologicamente as células de enterobactérias.

2. Com relação à sua patogenia, como se comportam essas células?

3. O que diferencia as linhagens de *E. coli*?

4. Quais são os substratos que podem veicular as linhagens de *E. coli*?

5. Registre no protocolo de desenho as preparações observadas.

Capítulo 6   *Enterobactérias*

Protocolo de desenho

Lâmina 1

Aumento =

Lâmina 2

Aumento =

Lâmina 3

Aumento =

Capítulo 7

Bacilos gram-positivos (*Bacillus* spp.)

objetivos

- Observar esfregaços corados por Gram.
- Conhecer a morfologia e o arranjo celular de bacilos gram-positivos (*Bacillus* spp.).

Os bacilos gram-positivos são encontrados largamente na natureza, habitando o solo, a água, a pele e as mucosas de vários animais, inclusive do homem. A virulência desses microrganismos varia muito entre as espécies. Neste grupo incluem-se desde *Bacillus anthracis* (agente do carbúnculo hemático) e *Corynebacterium diphteriae* (agente da difteria) até *Lactobacillus acidophillus* (não-patogênico).

BACILLUS SPP.

Pertencem à família Bacillaceae e ao gênero *Bacillus*. São bacilos gram-positivos, móveis ou imóveis, formadores de esporos resistentes a condições ambientais adversas, tais como calor e baixos níveis de umidade. São aeróbios ou anaeróbios facultativos, e a maioria das espécies encontradas em laboratório é saprófita.

PRINCIPAIS ESPÉCIES

Bacillus anthracis

É o agente do carbúnculo hemático, uma zoonose transmissível aos humanos, que geralmente ocorre em animais (gado, ovelhas, cabras, camelos e outros herbívoros). Ganhou grande importância clínica e epidemiológica desde sua utilização como arma biológica durante os eventos que se sucederam ao ataque do prédio *World Trade Center* nos Estados Unidos, no final de 2001. Apesar de os procedimentos para o cultivo de *B. anthracis* serem bastante seguros, após a manipulação de secreções e líquidos biológicos, instrumentos e área de trabalho devem ser desinfetados com agentes esporicidas (hipoclorito de sódio 0,5%).

Bacillus cereus

Microrganismo produtor de duas toxinas termorresistentes relacionadas a surtos de intoxicação alimentar. É a espécie do gênero *Bacillus* mais freqüentemente encontrada em infecções oportunistas, principalmente em pacientes imunocomprometidos, submetidos à hemodiálise ou à infusão endovenosa contínua, e em usuários de drogas endovenosas. Pode ocasionar bacteremia, septicemia, meningite, abscesso cerebral, pneumonia, endocardite e infecções supurativas em feridas e queimaduras. Seu isolamento a partir das fezes não tem importância clínica, sendo mesmo considerado habitante saprófito do trato gastrintestinal de humanos e animais. Pode ser isolado do solo, da água, de poeira e de inúmeros alimentos, principalmente carnes, verduras, cereais, leite e leite em pó. O uso de luvas, gorro e máscara é obrigatório para sua observação.

Bacillus subtilis

É considerado um patógeno oportunista. Foi isolado em pacientes que fazem uso de próteses ou que são imunocomprometidos e em infecções oculares e do sistema nervoso central por introdução traumática.

Bacillus stearotermophillus

Não é considerado patogênico. Cresce bem a 65°C, e os esporos resistem a temperaturas de 120°C, sendo utilizado para verificar a eficiência da esterilização pela autoclave.

Bacillus thuringiensis

É uma espécie entomopatógena, utilizada no controle biológico de inúmeras pragas na agricultura. É considerada, juntamente com outras espécies, um potencial patógeno oportunista por alguns autores.

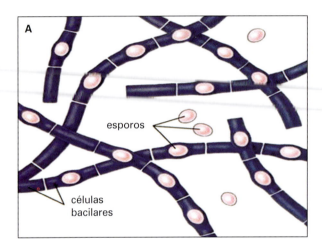
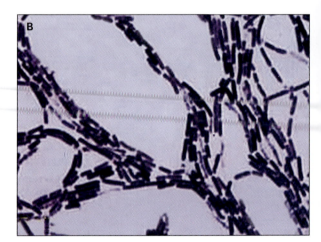

Figura 7.1 *B. anthracis* Cohn, 1872. Bastonetes gram-positivos, móveis ou imóveis, esporulados, aeróbios.
A. Desenho esquemático de bastonetes gram-positivos e esporos. B. Microscopia óptica (1.000x).

Capítulo 7   *Bacilos Gram-Positivos (Bacillus spp.)*

Atividades

1. Quais são as principais características dos bacilos gram-positivos?

2. Quais são as principais espécies de *Bacillus* spp.?

3. Quais são as espécies patogênicas?

4. Por que o *Bacillus anthracis* ganhou grande importância clínica e epidemiológica?

5. Registre no protocolo de desenho as preparações observadas.

Protocolo de desenho

Lâmina 1

Aumento =

Lâmina 2

Aumento =

Lâmina 3

Aumento =

Capítulo 8

Sarcina spp.

objetivos

- Observar esfregaços corados por Gram.
- Conhecer a morfologia, o arranjo celular e as características de *Sarcina* spp.

Esses microrganismos pertencem à família: Halobacteriaceae e ao gênero *Sarcina*. São espécies distribuídas amplamente na natureza e são isoladas comumente do intestino de mamíferos e de sementes de cereais (*S. ventriculi* e *S. maxima*). As saprófitas contaminantes usuais dos meios de cultura são *S. lutea*, *S. flava* e *S. aurantiaca*.

Com relação à morfologia, trata-se de células esféricas de cerca de 1,8 a 3 μm de diâmetro. As células se dividem em três planos, em um padrão regular, formando um arranjo cúbico de células (grupo de oito células esféricas) (Figura 8.1). Portanto, são cocos gram-positivos agrupados no vértice de um cubo, anaeróbios, catalase-negativos, imóveis, e geralmente não formam esporos. Algumas células podem ocorrer isoladamente, ou ainda formando pares ou tétrades.

No que diz respeito à cultura, esses microrganismos crescem bem nos meios de culturas ricos em nutrientes e carboidratos. Seu metabolismo é fermentativo, usando carboidratos como substrato, produzindo ácido acético, H_2, CO_2 e outros compostos. A temperatura ótima para seu crescimento está em torno de 30 a 37°C.

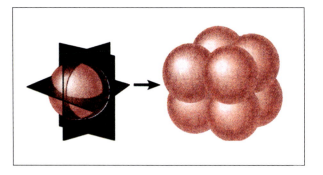

Figura 8.1 Cocos gram-positivos agrupados no vértice de um cubo.

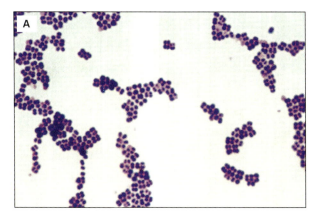

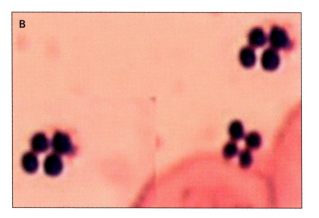

Figura 8.2 *S. lutea* Goodsir, 1842. A. Microscopia óptica (1.000x).
B. Células em tétrades em maior aumento (saprófitas contaminantes usuais dos meios de cultura).

Atividades

1. Descreva a morfologia e o comportamento dos cocos de *Sarcina* spp. em relação à coloração de Gram.

2. De onde esses microrganismos podem ser isolados?

3. Descreva as características culturais desses microrganismos.

4. Quais são as principais espécies desse gênero?

5. Registre no protocolo de desenho as preparações observadas.

Capítulo 8   *Sarcina spp.*

Protocolo de desenho

Lâmina 1

Aumento =

Lâmina 2

Aumento =

Lâmina 3

Aumento =

Capítulo 9

Leveduras

objetivos

- Observar células leveduriformes *in vivo*.
- Reconhecer as células em divisão (brotamento).
- Saber sobre a morfologia e a estrutura celular dessas células.

A morfologia celular das leveduras é muito variável. Geralmente, são unicelulares, apresentando forma oval ou cilíndrica (Figura 9.1). Outras formas podem ser encontradas, como esférica, elíptica, elipsóide ou filamentosa (pseudomicélio constituído por células unidas entre si).

As leveduras apresentam membrana celular bem definida e pouco espessa em células jovens. Em células adultas, essa membrana é rígida de constituição variável, com predominância de hidratos de carbono e menor quantidade de proteínas e ácidos graxos. Principalmente em células em fase de reprodução, o núcleo é bem definido: pequeno, esférico, de localização variável, associado ao vacúolo nuclear (Figura 9.2).

As leveduras são classificadas como fungos pertencentes à divisão *Eumycota* (*Eumicetos*) e às classes *Ascomicetos*, *Basidiomicetos* e *Deuteromicetos*.

PATOGENIA

CANDIDA ALBICANS

É associada à candidíase oral e sistêmica em indivíduos imunossuprimidos. Essa espécie é a levedura patogênica mais comum, embora outras espécies possam também ser patogênicas (oportunistas).

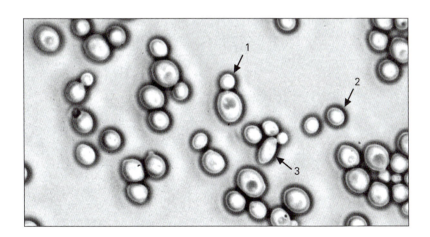

Figura 9.1 Células leveduriformes de *S. cerevisae* em brotamento. 1. Brotamento. 2. Forma cilíndrica. 3. Forma oval. (Microscopia óptica 400x).

Microscopia de luz em microbiologia: morfologia bacteriana e fúngica

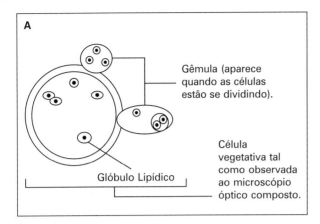 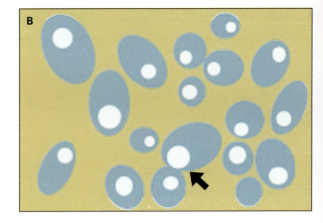

Figura 9.2 A. Esquema do brotamento em leveduras. B. Células vegetativas (desenho esquemático).

Atividades

1. Descreva a morfologia das células leveduriformes.
_____
_____
_____
_____

2. Como é a citoarquitetura da célula leveduriforme?
_____
_____
_____
_____

3. Como são classificadas as leveduras?
_____
_____
_____
_____

4. Fale sobre a espécie patogênica *C. albicans*.
_____
_____
_____
_____

5. Registre no protocolo de desenho as preparações observadas.

Capítulo 9   *Leveduras*

Protocolo de desenho

Lâmina 1

Aumento =

Lâmina 2

Aumento =

Lâmina 3

Aumento =

Capítulo 10

Candida spp.

objetivos

- Tomar conhecimento do gênero *Candida* spp.
- Aprender sobre sua taxonomia e sobre suas características morfológicas e culturais.
- Conhecer as espécies patogênicas, os fatores que levam ao aparecimento de doenças, suas manifestações clínicas e como é feito o diagnóstico.
- Observar esfregaços corados por Gram.

Leveduras do gênero *Candida*, da família Criptococacea, são fungos que ocorrem em todo o mundo, tanto no solo quanto em plantas vivas ou mortas. São saprófitas, ou seja, convivem normalmente com o ser humano saudável em locais como a vagina, a boca e a pele. São encontradas na saliva de 30 a 60% dos indivíduos sadios.

Com relação a suas características morfológicas e culturais, em meio sólido, como o Sabouraud Dextrose Ágar (SDA), as colônias se apresentam cremosas e com coloração branca ou bege. Para observação de estruturas microscópicas, a levedura deve ser cultivada em meios pobres, como o ágar-fubá e o ágar-batata. Na micromorfologia, podem ser observadas ao microscópio estruturas como blastoconídios, com ou sem brotamentos, clamidoconídios e pseudo-hifas – que se formam quando os blastoconídios que nascem se alongam e não se desprendem da célula que os originou.

APARECIMENTO DE DOENÇAS

Alteração da imunidade (causada por estresse, AIDS), alterações do meio-ambiente (como diminuição do pH vaginal devido a diabete), uso de antibióticos que desequilibram a microbiota normal, entre outros fatores, podem contribuir para que esse fungo se prolifere, causando infecção. A micose pode atingir pele e mucosas, resultando em candidíase oral, candidíase vaginal, intertrigo, paroníquia e onicomicose. A candidíase também é conhecida como moniliase ou sapinho.

ESPÉCIES PATOGÊNICAS

Candida albicans é a mais comum, embora outras espécies também sejam patogênicas, como *C. parapsilosis*, *C. tropicalis*, *C. glabrata*, *C. krusei*, *C. guilliermondii*, entre outras.

MANIFESTAÇÕES CLÍNICAS

Na boca, a candidíase se manifesta como placas brancas facilmente removíveis, que têm aspecto semelhante à nata do leite. A infecção oral por *Candida* tem função marcadora no indivíduo HIV-positivo em relação ao desenvolvimento da AIDS, sendo infecção secundária comum em pacientes imunodeficientes. O intertrigo atinge áreas de dobras cutâneas, na região abaixo das mamas, entre os dedos, na virilha e nas axilas. Paroníquia é a lesão que surge na pele ao redor das unhas, caracterizada por inchaço, cor vermelha e dor, com perda da cutícula. Normalmente, ocorre em pessoas que mexem freqüentemente em água sem o uso de luvas. A onicomicose é a alteração das unhas por infecção com esse fungo. A transmissão da candidíase se dá pelo contato com secreções da boca, da pele e da vagina. Além disso, a mãe pode transmitir o fungo para o bebê durante o parto.

DIAGNÓSTICO

É feito a partir da combinação do quadro clínico com achados microscópicos positivos. O esfregaço é obtido por meio de amostras clínicas do local infectado, sendo corado com corantes à base de anilina (por exemplo, azul de metileno) ou pelo método de Gram. Pode, ainda, ser tratado com hidróxido de potássio a 10% para lise das células epiteliais, sendo, então, examinado ao microscópio. Caso a análise microscópica não seja suficiente, é possível cultivar amostras clínicas contendo a levedura em meios de cultura seletivos simples, como o SDA e outros. Como o fungo também pode fazer parte da flora bucal normal, os achados microscópicos e os achados positivos de culturas não devem ser interpretados como absolutamente patológicos. Somente o aparecimento maciço de hifas no esfregaço ou um número excessivo de colônias presente na cultura são indicativos de uma candidíase manifesta, associados ao quadro clínico característico.

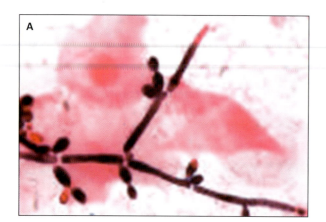
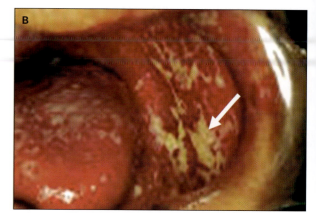

Figura 10.1 Manifestações de leveduras da espécie *Candida albicans*. A. Esfregaço de mucosa oral corado por Gram (Microscopia óptica 1.000x). B. Manifestação clínica de candidíase oral. Placas esbranquiçadas (seta indicativa).

Atividades

1. Escreva sobre a ocorrência das leveduras do gênero *Candida* spp.

2. Quais são os fatores que levam às doenças causadas por esses microrganismos?

3. Qual é a espécie patogênica mais comum de *Candida* spp.?

4. Como é feito o diagnóstico desse gênero?

5. Quando se pode afirmar que está ocorrendo uma patogenia por esses organismos? Em que circunstâncias?

6. Registre no protocolo de desenho as preparações observadas.

Protocolo de desenho

Lâmina 1

Aumento =

Lâmina 2

Aumento =

Lâmina 3

Aumento =

Capítulo 11

Micobactérias

objetivos

- Conhecer as micobactérias, sua classificação e sua patogenia.
- Observar esfregaços corados pelo método de Ziehl-Neelsen.
- Reconhecer os bacilos álcool-ácido resistentes.

As micobactérias são bacilos aeróbios, imóveis e não-esporulados. Não são corados com facilidade por Gram e resistem a agentes descorantes durante a técnica de coloração de Ziehl-Neelsen, sendo, por isso, chamados de bacilos álcool-ácido resistentes (BAAR). Outra característica desses microrganismos é o crescimento lento de algumas espécies em meios especiais a 37°C, enquanto formas saprófitas crescem rapidamente na maior parte dos meios de cultura a 37°C e a 22°C. A maior parte das micobactérias é responsável por infecções nos pulmões e na pele, assim como em outros órgãos. Pertencem à família Mycobacteriaceae e ao gênero *Mycobacterium*. Atualmente, esse gênero compreende oito espécies.

PATOGENIA

MYCOBACTERIUM TUBERCULOSIS

É o microrganismo causador da tuberculose humana. Os bacilos têm de 1 a 4 μm de comprimento e apresentam-se isoladamente ou em pequenos grupos. Nas culturas *in vitro* podemos encontrar formas pouco ácido-resistentes e formas fortemente ácido-resistentes.

A tuberculose é uma infecção contagiosa e potencialmente letal, causada por essa bactéria. O microrganismo encontra-se no ar quando é expectorado por um indivíduo com tuberculose ativa, podendo permanecer vital no ambiente por várias horas. Calcula-se que um terço da população mundial esteja infectado por *Mycobacterium tuberculosis*, sendo que ocorrem oito milhões de novos casos da doença e três milhões de mortes por ano. Os bacilos podem multiplicar-se produzindo doença sintomática, isto é, infecções pulmonares localizadas e/ou disseminadas, ou podem ficar em estado de dormência após a replicação inicial. A parede celular rica em lipídeos torna as micobactérias resistentes a desinfetantes, detergentes e antibióticos tradicionais.

MYCOBACTERIUM LEPRAE (BACILOS DE HANSEN)

É o microrganismo causador da lepra humana, também conhecida como hanseníase. Nos tecidos humanos infectados, mostra-se como bacilos retos ou ligeiramente curvos, com 2 a 8 μm de comprimento, particularmente dispostos em grupos ou feixes, os quais são fortemente ácido-resistentes no processo de descoloração e, por vezes, mostram uma coloração granular. A lepra é uma doença infecciosa crônica progressiva, que afeta os nervos localizados fora do sistema nervoso central (nervos periféricos), a pele, as membranas mucosas e os olhos. Nos casos severos de lepra, perda da sensibilidade, deformação e/ou cegueira podem ocorrer. Há várias formas de lepra: tuberculóide (maior e menor e mal de Hansen benigno), lepromatosa (mal de Hansen maligno), dimórfica (lepra *borderline*) e indeterminada.

Microscopia de luz em microbiologia: morfologia bacteriana e fúngica

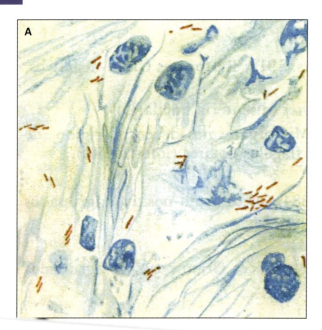 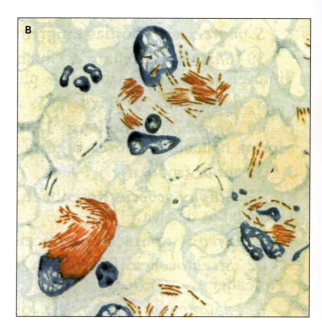

Figura 11.1 Bacilos álcool-ácido resistentes (BAAR). A. *Mycobacterium tuberculosis*. Coloração de Ziehl-Neelsen. (Microscopia óptica 1.000x). B. *Mycobacterium leprae* (Microscopia óptica 1.000x). Coloração de Ziehl-Neelsen.

Atividades

1. O que são micobactérias?

2. Esses microrganismos são responsáveis por quais tipos de infecções?

3. Quais são suas principais espécies?

4. Quais são as duas doenças clássicas em que esses microrganismos estão presentes?

5. Registre no protocolo de desenho as preparações observadas.

Capítulo 11   *Micobactérias*

Protocolo de desenho

Lâmina 1

Aumento =

Lâmina 2

Aumento =

Lâmina 3

Aumento =

Capítulo 12

Parede celular e esporos

objetivos

- Conhecer a parede celular bacteriana, sua estrutura e sua composição.
- Tomar conhecimento do método de coloração dessa estrutura bacteriana (método de Robinow).
- Saber sobre os esporos ou endosporos e sua estrutura.
- Aprender sobre o método de coloração dos esporos (método de Wirtz-Conklin).

PAREDE CELULAR

A parede celular bacteriana é uma estrutura rígida que recobre a membrana citoplasmática e confere forma às bactérias. Ela é constituída por ácido diaminopimérico (DPA), ácido murâmico e ácido teicóico, além de aminoácidos, carboidratos e lipídeos. Todos esses compostos estão reunidos para formar substâncias poliméricas complexas que, por sua vez, estruturam a parede celular. Uma macromolécula complexa denominada peptideoglicano (também chamada de mucopeptídeo ou mureína) forma a estrutura rígida da parede. Além disso, a parede celular protege a célula, mantém a pressão osmótica intrabacteriana, impedindo o rompimento da célula devido à entrada de água, e funciona como suporte de antígenos somáticos bacterianos.

MÉTODO DE COLORAÇÃO DE ROBINOW

Na evidenciação da parede celular, o tratamento pelo ácido tânico reduz grandemente a afinidade do citoplasma com os corantes básicos, de maneira que só a periferia da célula, na parte correspondente à parede, aparece corada pelo corante cristal violeta.

ESPOROS

O esporo bacteriano é uma célula de parede espessa formada no interior de algumas bactérias. É muito resistente ao calor, à dessecação e a outros agentes químicos e físicos. É capaz de permanecer em estado latente por longos períodos e, em seguida, germinar, dando origem a uma nova célula vegetativa.

A estrutura do esporo é constituída por uma primeira camada interna, próxima ao cerne do esporo – a **parede do esporo** –, composta de peptideoglicano, a qual vai dar origem à parede da célula vegetativa por ocasião da germinação. Envolvendo a parede do esporo, fica o **córtex**, camada espessa, composta de um peptideoglicano diferente daquele existente na parede da célula que o originou por apresentar menos ligações cruzadas. Externamente ao córtex, localiza-se a **capa do esporo**, estrutura rígida composta de proteína rica em ligações de dissulfetos intramoleculares; ela confere resistência aos agentes químicos. A camada mais externa recebe o nome de **exosporo** e consiste em uma membrana lipoprotéica que contém aminoaçúcares.

MÉTODO DE COLORAÇÃO DE WIRTZ-CONKLIN

Essa coloração baseia-se no grau de afinidade que a estrutura do esporo possui com o corante, comparada com o resto da célula bacteriana, tornando possível sua diferenciação. Esse método de coloração dos esporos emprega, como corante principal, o verde-malaquita, que resiste à lavagem subseqüente com água, a 5% e a quente. Posteriormente, é utilizada a safranina como corante de contraste. Dessa forma, os esporos se coram em verde, porém o resto da célula ou a célula que não possui esporo se tinge de vermelho ou rosa.

Microscopia de luz em microbiologia: morfologia bacteriana e fúngica

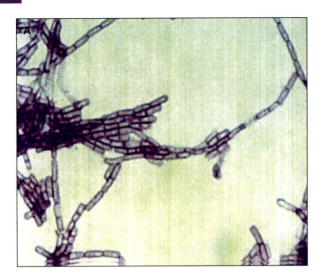
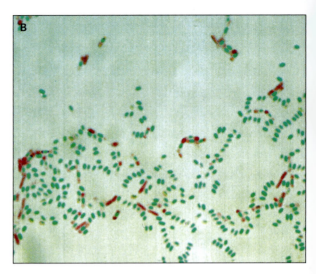

Figura 12.1 Parede celular e esporos bacterianos. *Bacillus subtilis*. Colorações especiais. A. Parede celular. Coloração de Robinow. Formas bacilares. Apenas a periferia da célula, na parte correspondente à parede, aparece corada em azul mais intenso (Microscopia óptica 1.000x). B. Esporos. Coloração do Wirtz-Conklin. Corpúsculos esféricos ou ovóides altamente refringentes, livres ou no interior das bactérias. Esporos verdes; corpos bacterianos (célula vegetativa) e detritos vermelhos (Microscopia óptica 1.000x).

Atividades

1. Quais são as funções da parede celular e dos esporos (endosporos) bacterianos?

2. Com quais colorações podemos evidenciar essas estruturas?

3. Como essas estruturas são vistas microscopicamente?

4. Registre no protocolo de desenho as preparações observadas.

Capítulo 12   *Parede celular e esporos*

Protocolo de desenho

Lâmina 1

Aumento =

Lâmina 2

Aumento =

Lâmina 3

Aumento =

Capítulo 13

Saliva e espiroquetas

objetivos

- Reconhecer esfregaços corados por Gram de material proveniente da saliva.
- Entender seu conteúdo e seu significado.
- Conhecer as espiroquetas e seus principais gêneros.
- Observar esfregaços de placa subgengival corados pelos métodos de Fontana-Tribondeaux e de Ryu.

SALIVA

A saliva é um fluido oral composto por elementos orgânicos e inorgânicos que banha as superfícies da cavidade bucal. Um mL de saliva pode conter mais de 200 milhões de microrganismos, representando mais de 1.000 espécies diferentes de bactérias. Os microrganismos presentes na saliva seriam aqueles desalojados dos diferentes sítios da cavidade bucal (dentes, língua, mucosas). A saliva tem servido como fonte principal para isolamento de microrganismos cariogênicos na grande maioria dos estudos. Isso se deve, principalmente, à facilidade de coleta e manipulação das amostras e à crença de que a saliva contém microrganismos de todos os nichos da cavidade oral.

ESPIROQUETAS

As espiroquetas são bactérias espiraladas, delgadas e flexíveis. Elas são longas, finas, em forma de saca-rolhas e anaeróbias, e apresentam mobilidade graças à presença de filamentos axiais. A contração desses filamentos, os quais estão aderidos ao cilindro citoplasmático, que é rígido, proporciona movimentos às espiroquetas. As espiroquetas bucais são classificadas em pequenas, médias e grandes, de acordo com o tamanho e o número de filamentos axiais que apresentam. As mais finas medem aproximadamente de 0,1 a 0,2 μm de diâmetro.

As espiroquetas compreendem três gêneros importantes: *Treponema*, *Leptospira* e *Borrellia*. Coram-se fracamente pelas colorações usuais em microbiologia, inclusive por Gram. De fato, esses microrganismos não possuem afinidade com os corantes comumente empregados, razão pela qual coram-se com muita dificuldade. Como apresentam largura muito pequena, são dificilmente visualizados, necessitando de métodos de impregnação para facilitar sua observação, como o método de coloração de **Fontana-Tribondeaux** e o de **Ryu**.

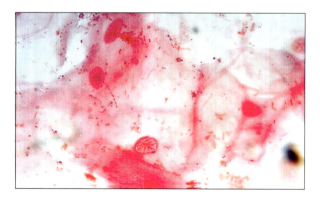

Figura 13.1 Saliva (Gram). Reservatório natural de diversos microrganismos de morfologia diversa, provenientes de vários nichos ecológicos. Microrganismos gram-positivos, gram-negativos, células da mucosa (coradas em vermelho intenso) e espiroquetas fracamente coradas (Microscopia óptica 1.000x).

MÉTODO DE COLORAÇÃO DE FONTANA-TRIBONDEAUX

Essa técnica não é propriamente um processo de coloração, mas sim de impregnação pelo nitrato de prata.

MÉTODO DE COLORAÇÃO DE RYU

É um método de impregnação facilmente realizável, o que o torna indicado para a enumeração de espiroquetas da boca. Pode também ser utilizado no controle de culturas de leptospiras e treponemas cultiváveis.

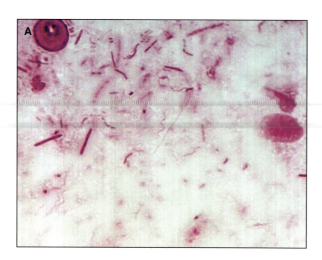 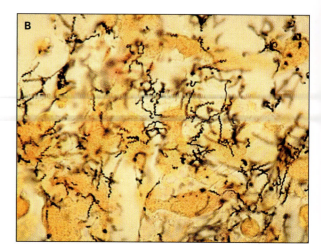

Figura 13.2 Morfologia de espiroquetas. Colorações especiais. A. Espiroquetas coradas pelo método de Ryu apresentam-se em vermelho intenso sobre fundo rosado (Microscopia óptica 1.000x). B. Espiroquetas coradas pelo método de Fontana-Tribondeaux apresentam-se em marrom-escuro ou em preto sobre um fundo castanho-amarelado (Microscopia óptica 1.000x).

Capítulo 13   *Saliva e espiroquetas*

Atividades

1. A saliva se constitui em um ecossistema próprio?

2. Quais são os microrganismos presentes nesse reservatório?

3. Por que a saliva é uma fonte importante de isolamento de microrganismos?

4. O que são espiroquetas? Quais são os principais gêneros?

5. Como fazemos para evidenciar esses microrganismos em esfregaços?

6. Registre no protocolo de desenho as preparações observadas.

Protocolo de desenho

Lâmina 1

Aumento =

Lâmina 2

Aumento =

Lâmina 3

Aumento =

Capítulo 14

Estreptococos

objetivos

- Conhecer os estreptococos, sua classificação e suas principais espécies.
- Observar esfregaços corados por Gram.
- Conhecer a estrutura da cápsula bacteriana e seu método de coloração.
- Observar esfregaços corados pelo método de Hiss.

Estreptococos são cocos gram-positivos que se arranjam aos pares ou em cadeias. A maioria das espécies é anaeróbia facultativa, geralmente não apresenta motilidade e não forma endosporos. Várias espécies estão presentes na microbiota normal residente, sendo algumas delas patogênicas, associadas a infecções em humanos. Pertencem à família Streptococcaceae e ao gênero *Streptococcus*.

PRINCIPAIS ESPÉCIES DE ESTREPTOCOCOS

S. pneumoniae (ou pneumococos): é o principal agente de infecções comunitárias do trato respiratório, sendo responsável por cerca de 40 a 60% dos casos de pneumonias bacterianas com mortalidade, que pode atingir 20% entre os casos graves com internação hospitalar.

S. pyogenes: pode ser encontrado colonizando a garganta de indivíduos saudáveis, associado à ocorrência de faringites e amidalites. Tem a capacidade de alcançar a corrente sangüínea, causando infecções em outros locais, como o coração, e febre reumática.

S. mutans: agente pertencente à microbiota normal da cavidade oral, é o principal responsável pela formação da cárie dental.

Outras espécies da cavidade oral são *S. mitis, S. salivarius, S. sobrinus* e *S. sanguis*.

CÁPSULA

A cápsula bacteriana é um envoltório viscoso, externo à parede celular bacteriana, cuja função é conferir resistência e patogenicidade. É formada principalmente de polissacarídeos. Pode ser **verdadeira**, quando independe do meio (*Streptococcus pneu-*

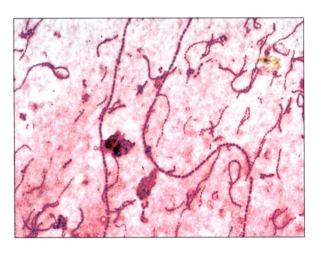

Figura 14.1 *Streptococcus* spp. Coloração por Gram (Microscopia óptica 1.000x).

moniae e *Klebsiella pneumoniae*), ou **limosa**, quando depende do meio, pois é apenas sintetizada na presença de sacarose (*S. salivarius*). A cápsula polissacarídica, é o principal fator de virulência do *S. pneumoniae*, que lhe confere resistência à fagocitose pelos polimorfonucleares. A cápsula polissacarídica também é importante na identificação dos diferentes sorotipos desse microrganismo. A visualização da cápsula pode ser feita por meio de coloração especial, pelo método de **Hiss**.

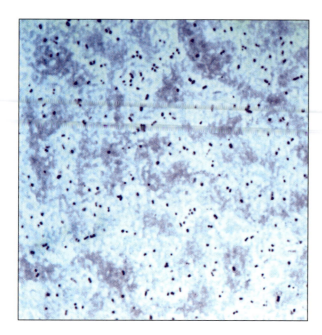

Figura 14.2 Visualização de cápsula de *Klebsiella pneumoniae*. Coloração de Hiss. Corpos bacilares escuros; cápsulas de coloração mais clara (Microscopia óptica 1.000x).

Capítulo 14   *Estreptococos*

Atividades

1. Descreva a morfologia dos estreptococos.

2. Quais são suas principais espécies e respectivas características patogênicas?

3. O que é a cápsula bacteriana? Qual é a sua principal função?

4. Qual é o significado da cápsula para *S. pneumoniae*?

5. Como se evidencia essa estrutura?

6. Registre no protocolo de desenho as preparações observadas.

Protocolo de desenho

Lâmina 1

Aumento =

Lâmina 2

Aumento =

Lâmina 3

Aumento =

Capítulo 15

Leveduras de interesse industrial

objetivos

- Conhecer o gênero *Saccharomyces* e sua importância.
- Saber sobre uma espécie de *Candida* spp. não-patogênica de interesse industrial.
- Observar esfregaços corados por Gram de ambos os gêneros.

GÊNERO *SACCHAROMYCES*

Espécies de leveduras do gênero *Saccharomyces* são organismos que se reproduzem assexuadamente por brotamento. *S. cerevisiae* é a espécie mais conhecida, utilizada pela humanidade há milênios para a fabricação de pães (o dióxido de carbono produzido pelo crescimento na massa faz com que o pão cresça). Os brotos que são formados são inicialmente menores que a célula-mãe, podendo crescer até seu tamanho e, eventualmente, separando-se dela pela formação de um septo. Devido à sua capacidade de fermentar diferentes substratos, outras espécies são utilizadas amplamente na indústria para a produção de cervejas e vinhos, além de outras bebidas alcoólicas e do próprio etanol. Leveduras do gênero *Saccharomyces* são membros da divisão (ou do filo) **Ascomycota**, devido à capacidade de produção de ascos. Ascos são estruturas de reprodução sexuada em forma de bolsas que contêm inúmeros esporos sexuados, chamados ascósporos.

CANDIDA UTILIS

Outra levedura também conhecida pela sua utilização industrial, a *Candida utilis* é importante devido à sua capacidade de utilizar pentoses (açúcares com cinco moléculas de carbono) provenientes do processamento da polpa da madeira na produção de papel. Além dessa função, essa espécie pode ser útil também na degradação de poluentes industriais, como o etanol que é encontrado no bagaço da cana produzido em usinas de açúcar e álcool. Também contribui para a degradação do nitrogênio amoniacal proveniente da parboilização do arroz. Adicionalmente, em função da sua composição rica em proteínas, a *C. utilis* pode ser utilizada para a produção de extratos de leveduras que são empregados como aditivos na indústria de alimentos.

C. utilis é sinônimo taxonômico de *Pichia jadinii*, referente à sua forma teleomorfa. Sua classificação é a mesma do gênero *Saccharomyces*, pertencendo à família Saccharomycetaceac.

Microscopia de luz em microbiologia: morfologia bacteriana e fúngica

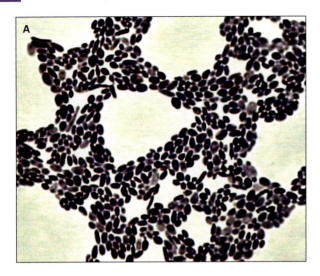 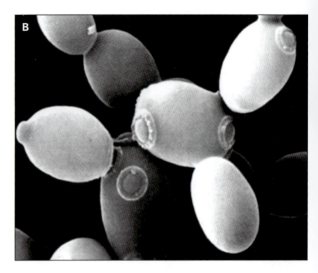

Figura 15.1 *S. cerevisiae.* A. Coloração de Gram. Ausência de filamentos (Microscopia óptica 1.000x).
B. Brotamentos vistos em microscopia eletrônica (Microscopia eletrônica 5.000x).

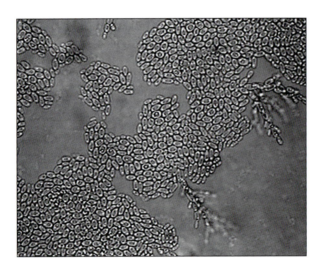

Figura 15.2 Foto de microcultivo de *C. utilis* (Microscopia óptica 400x).

Capítulo 15   *Leveduras de interesse industrial*

79

Atividades

1. Quais são as duas espécies de leveduras de interesse industrial citadas no texto?

2. Quais são as funções dessas leveduras?

3. Registre no protocolo de desenho as preparações observadas.

Protocolo de desenho

Lâmina 1

Aumento =

Lâmina 2

Aumento =

Lâmina 3

Aumento =

Capítulo 16

Fungos pluricelulares (miceliais)

objetivos

- Conhecer fungos miceliais, suas características e sua taxonomia.
- Diferenciar essas estruturas (micélio) dos fungos unicelulares.
- Observar lâminas permanentes de fungos pelo método de microcultivo (descrito no capítulo 44).

Durante muito tempo os fungos permaneceram enquadrados no Reino Plantae (ou Vegetalia) em decorrência de algumas de suas características serem semelhantes às das plantas. Porém, Whittaker, em 1969, propôs enquadrá-los em um reino à parte, que foi denominado **Reino Fungi**. Essa classificação se baseou em características fúngicas que os diferem das plantas e de outros organismos, tais como a parede celular, que é composta de quitina e não de celulose, o armazenamento de glicogênio, e não de amido como nas plantas, o fato de que não sintetizam clorofila e, portanto, são heterotróficos e o fato de a membrana celular conter ergosterol.

Os fungos têm grande participação na vida humana, estando envolvidos em diversos processos industriais e na biotecnologia, incluindo a fabricação de bebidas como a cerveja e o vinho, a produção do álcool, a produção de drogas, etc. Adicionalmente, algumas espécies são patogênicas e podem causar diversas manifestações clínicas no organismo humano, desde doenças superficiais de pele até micoses sistêmicas de elevada morbidade e mortalidade.

Com relação à taxonomia, o Reino Fungi está subdividido em três grandes grupos: **Myxomicota** (fungos inferiores, não-patogênicos), **Mycophyco-phyta** (associação simbiótica entre algas e fungos) e **Eumycota** (fungo verdadeiro, incluindo os agentes patogênicos).

As subdivisões do grupo **Eumycota** são baseadas primariamente nos achados característicos da reprodução assexuada e sexuada dos fungos, os quais vão compor um filo. Desse modo, há os seguintes filos do grupamento Eumycota: **Mastigomycota**, **Zigomycota**, **Ascomycota**, **Basidiomycota** e **Deuteromycota**.

Para que fique mais fácil o estudo das características dos fungos, podemos separá-los em três grupos de acordo com as suas características principais:

- Fungos filamentosos ou miceliais: podem pertencer aos filos Ascomycota (hifas septadas), Zygomycota e Mastigomycota (hifas cenocíticas), cuja estrutura básica é a hifa. Ao conjunto de hifas dá-se o nome de micélio, que pode ser **vegetativo**, quando cresce para dentro do substrato visando absorver nutrientes, ou **aéreo** (reprodutivo), quando cresce sobre o substrato e produz esporos reprodutivos que são lançados para o ambiente.
- Cogumelos: pertencem ao filo Basidiomycota.
- Leveduras (unicelulares): pertencem ao filo Deuteromycota, cuja estrutura básica é o blastoconídio, podendo formar pseudo-hifas, constituídas pelo alongamento dos blastoconídios que permanecem ligados uns aos outros em cadeia.

Microscopia de luz em microbiologia: morfologia bacteriana e fúngica

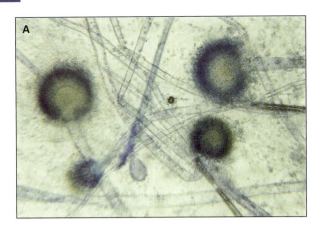
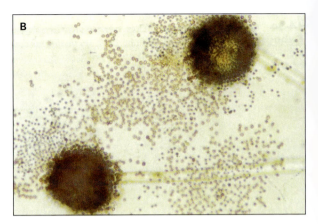
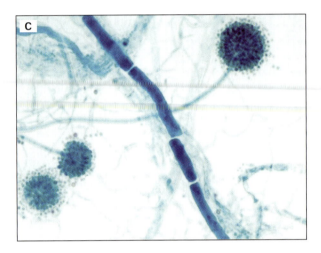

Figura 16.1 A. *Aspergillus flavus*; B. *Aspergillus niger*; C. *Rhizopus microsporum*.

Capítulo 16   *Fungos filamentosos e unicelulares*

Atividades

1. Descreva a classificação dos fungos.

2. Qual é a importância econômica desses organismos para o ser humano?

3. E quanto à sua patogenicidade?

4. Quais são os principais grupos de fungos?

5. Registre no protocolo de desenho as preparações observadas.

Protocolo de desenho

Lâmina 1

Aumento =

Lâmina 2

Aumento =

Lâmina 3

Aumento =

PARTE 2

Manipulando microrganismos: atividades práticas

Capítulo 17

Normas gerais de laboratórios de microbiologia

objetivos

- Reconhecer as normas adotadas em um laboratório de microbiologia.
- Aprender as regras básicas da atividade laboratorial e os cuidados com segurança.
- Observar atentamente os cuidados a serem tomados com microrganismos.

A aula prática de Microbiologia tem como objetivo ensinar ao estudante os princípios e os métodos utilizados em um laboratório de microbiologia. Nessas aulas, trabalha-se com uma variedade de bactérias, algumas delas patogênicas para o homem, o que justifica os cuidados e serem tomados no laboratório de microbiologia, a fim de se evitar contaminação de estudantes, professores e funcionários.

DEZ NORMAS PARA O TRABALHO EM UM LABORATÓRIO DE MICROBIOLOGIA

1. Desinfetar a bancada de trabalho no início e no término das atividades. Para essa finalidade, utiliza-se álcool comercial ou outros desinfetantes disponíveis. Com esse procedimento, os microrganismos que poderiam contaminar as culturas e os microbiologistas na área de trabalho são removidos.

2. Não comer ou fumar no laboratório. Se a bancada, os equipamentos ou os instrumentos tiverem sido contaminados acidentalmente com qualquer microrganismo, comer ou fumar é meio eficiente para uma autocontaminação.

3. Usar sempre avental. Não se deve utilizá-lo fora do laboratório, caso tenha sido contaminado acidentalmente.

4. Lavar as mãos ao sair do laboratório e sempre que suspeitar de contaminação.

5. Avisar ao professor ou a seus assistentes em caso de contaminação acidental.

6. Não colocar materiais contaminados (pipetas, lâminas, etc.) sobre a bancada. Esses materiais devem ser colocados em recipientes apropriados, que deverão estar dispostos em cada bancada.

7. Cada aluno é responsável pelo material que recebe.

8. Seguir as normas de uso dos aparelhos. O microscópio é um instrumento de trabalho valioso e deve ser manipulado cuidadosamente. São tidos como pré-requisitos conhecimentos sobre microscópios ópticos comuns.

9. Ter cuidado ao acender o bico de gás (bico de Bunsen). Deve-se verificar se não existem substâncias inflamáveis por perto.

10. Flambar alças, agulhas e pinças antes e depois de seu uso.

Capítulo 18

Materiais e equipamentos

objetivos

■ Reconhecer materiais e equipamentos utilizados em laboratórios de microbiologia.

■ Aprender as características específicas de alguns materiais usados nos laboratórios que envolvem a atividade com microrganismos.

Além dos equipamentos indispensáveis em um laboratório de microbiologia, tais como microscópio, estufas incubadoras, estufas esterilizadoras, autoclaves, geladeiras, balanças, potenciômetro, agitador oscilatório, destilador de água, centrífuga, banhomaria e filtro Seitz, são necesários vidraria específica e outros materiais a saber:

- **Tubos de Cultura** – destinados ao cultivo de microrganismos em pequeno volume de meio, são tubos de vidro de 16 x 160 mm, 18 x 180 mm, etc. O tamanho pode variar de acordo com o trabalho a ser desenvolvido, e o vidro deve ser de boa qualidade, neutro, transparente e inalterável aos tratamentos.
- **Placas de Petri** – são caixas redondas de vidro com tampa, rasas, medindo geralmente 15 mm de altura por 100 mm de diâmetro. Servem para conter o meio de cultura sólido, sendo que sua superfície facilita o isolamento de microrganismos em colônias.
- **Pipetas graduadas** – providas de tampão de algodão na extremidade de aspiração para proteção do operador, sua precisão é relativa. Para maior rapidez das operações, costuma-se soprar seu conteúdo.
- **Pipetas Pasteur** – são tubos de vidro puxados em capilar, que servem para a semeadura de pequenos volumes de inóculo. As pipetas são obtidas a partir de segmentos de tubos de 4 mm de diâmetro e 30 cm de comprimento, aproximadamente,

tampados em suas extremidades com algodão, esterilizados e armazenados. No momento do uso, um tubo é aquecido em sua parte central, sendo rolado sobre a chama de um bico de gás, até que o vidro amoleça o suficiente, quando então é retirado da chama e puxado com movimento rápido. Uma vez frio, é de novo levado à chama para ser separado em duas pipetas cujos capilares permanecem fechados. A seguir, perto da chama, quebra-se a extremidade capilar da pipeta que se vai usar.

- **Espátula de Drigalsky** – é feita com um bastonete fino de vidro de aproximadamente 25 cm de comprimento, moldado na chama do bico de gás em um triângulo isósceles de aproximadamente 3 cm de lado, o qual é dobrado num ângulo de cerca de 130° em relação ao cabo. Serve para espalhar os microrganismos no meio sólido contido em placas de Petri.
- **Cabo de Kolle** – trata-se de uma haste de alumínio ou aço inoxidável, com cabo de material termoisolante, provida de uma agulha de níquel-cromo.
- **Agulha** – é um fio reto de platina ou liga metálica, moldado em círculo na extremidade e adaptado ao cabo de Kolle, que serve para semear meio sólido em superfície ou meio líquido. A quantidade de inóculo transportado pela alça depende de seu diâmetro.
- **Lápis dermográfico** – é um lápis de cera que serve para escrever em superfície de vidro, a qual deve estar desengordurada. Para usá-lo, passa-se a superfície de vidro levemente sobre a chama.

- **Lâminas** – são retângulos de vidro claro e transparente, de espessura média e bordos polidos, que servem para o exame de microrganismos ao microscópio.
- **Lâminas escavadas** – servem para o "ensaio em gota pendente", em que o material é observado em uma gota de líquido, e possuem uma ou duas depressões (10 a 12 mm de diâmetro).
- **Lâminas hematimétricas** – também denominadas lâminas de contagem, são escavadas e milimetradas e permitem contar o número de células em suspensão contido em um volume determinado de meio de cultura líquido.
- **Lamínulas** – são pequenos quadrados de vidro, muito finos e transparentes, destinados a cobrir a preparação contida na lâmina nos ensaios "a fresco", evitando aberrações da imagem e refração dos raios luminosos.
- **Frascos de Roux** – são garrafas destinadas ao cultivo de microrganismos, oferecendo larga superfície para crescimento, devido à sua forma achatada.
- **Tubos de Roux** – trata-se de tubos de cultura que possuem um estrangulamento à distância de um terço de seu fundo e servem para o cultivo de microrganismos sobre pedaços de vegetais, que ficam em posição fixa no estrangulamento.
- **Tubos de Durham** – são tubos pequenos, cilíndricos, medindo aproximadamente 5 x 20 mm, que são colocados invertidos no meio do líquido contido em um tubo comum. Durante a esterilização, o tubo de Durham fica cheio do líquido; após a inoculação e a fermentação, o líquido é deslocado, total ou parcialmente, pelo gás formado em uma fermentação.
- **Balões ou frascos de Erlenmeyer** – servem para guardar quantidades maiores de meio de cultura e também para o desenvolvimento de microrganismos em meio líquido, com ou sem agitação e aeração.
- **Cubas para material usado** – destinam-se a conter material contaminado.
- **Frascos conta-gotas** – de vidro neutro e escuro, são usados para corantes.
- **Pinça de dissecação** – serve para manipular material que a mão não deve tocar. É também usada para auxiliar a fazer tampão em tubos.
- **Pinça para tubos** – com material termoisolante no cabo, serve para manipular tubos com meio sólido fundido.
- **Algodão** – serve de tampão para frascos e tubos esterilizados, pois funciona como filtro para microrganismos.

Capítulo 19

Bacterioscopia

objetivos

- Fazer esfregaços a partir de diferentes materiais.
- Fixar os esfregaços de forma adequada.
- Identificar os esfregaços de acordo com a amostra.
- Diferenciar uma bacterioscopia proveniente de cultura mista de uma proveniente de cultura pura.

A **bacterioscopia** é um método utilizado para a visualização microscópica das bactérias, a partir de diferentes materiais. Consiste na preparação de esfregaços de materiais em lâmina, seguida de uma coloração específica e de posterior visualização ao microscópio.

MÉTODOS

CULTURA LÍQUIDA (TUBOS)

Usando alça de platina estéril, colocar duas a três alíquotas de cultura bacteriana preparada em meio líquido sobre a superfície de uma lâmina de microscopia. Espalhá-las sobre a lâmina, fazendo movimentos circulares de dentro para fora. Flambar a alça e deixar o esfregaço secar à temperatura ambiente. Em seguida, realizar a fixação, passando de duas a três vezes a lâmina na chama do bico de Bunsen.

CULTURA SÓLIDA EM TUBOS OU PLACAS

Com alça de platina, colocar uma pequena gota de água destilada em uma lâmina. Flambar a alça, esfriá-la e coletar o crescimento bacteriano fazendo uma suspensão homogênea. Flambar novamente a alça. Deixar o esfregaço secar à temperatura ambien-

te. Realizar a fixação passando-o cuidadosamente na chama do bico de Bunsen duas ou três vezes ou simplesmente deixá-lo secar à temperatura ambiente.

MATERIAL BIOLÓGICO

Usando um *swab* estéril, friccionar a superfície da mucosa oral e fazer um esfregaço circular na superfície de uma lâmina. Deixar secar à temperatura ambiente. Colocar o *swab* dentro do tubo de ensaio e executar a fixação como já descrito. Após a preparação do esfregaço (Figura 19.1), corar por Gram.

RESULTADOS E INTERPRETAÇÃO

RESULTADOS

Observar ao microscópio e esquematizar (registrando no protocolo apropriado) a morfologia dos microrganismos presentes nas lâminas coradas pelo método de Gram.

INTERPRETAÇÃO

A bacterioscopia realizada por coloração de Gram permite classificar as bactérias em gram-positivas ou gram-negativas e também observar a morfologia bacteriana em diferentes materiais.

Microscopia de luz em microbiologia: morfologia bacteriana e fúngica

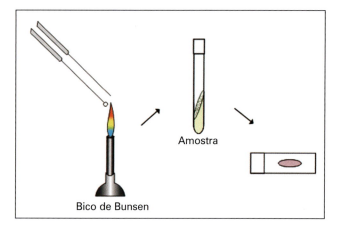

Figura 19.1 Preparo de esfregaço de material biológico.

Atividades

1. O que é bacterioscopia? Em que ela consiste?

2. Quais são os tipos de preparações de esfregaços?

3. Qual é a função do bico de Bunsen?

4. Qual é a interpretação de esfregaços corados por Gram?

5. Registre no protocolo de desenho as preparações observadas.

Capítulo 19   *Bacterioscopia*

Protocolo de desenho

Lâmina 1

Aumento =

Lâmina 2

Aumento =

Lâmina 3

Aumento =

Capítulo 20

Preparação e armazenamento dos corantes (Gram)

objetivos

- Preparar corantes de Gram.
- Filtrar adequadamente os corantes.
- Armazenar corretamente os corantes.
- Descrever os fatores que podem influenciar a preparação dos corantes e interferir no resultado de uma lâmina.

A finalidade da coloração é facilitar a observação microscópica das bactérias e diferenciá-las de acordo com suas características tintoriais. Na prática, os corantes são divididos em dois grupos: os **básicos** e os **ácidos**. Os corantes básicos são sais com base corada que se unem eficazmente a substratos ácidos, tendo uma grande afinidade para corar material nuclear. As bactérias comportam-se como material nuclear e, desse modo, quase todos os corantes utilizados em bacteriologia são básicos. Os corantes ácidos tendem a corar mais eficientemente os substratos básicos como citoplasma.

Em todo método de coloração, há vários fatores que podem influenciar os resultados, como, por exemplo, o pH das soluções de lavagem, a limpeza das lâminas, a pureza dos reagentes, o modo de preparação do corante e mesmo o tempo despendido na preparação desse corante.

MÉTODOS

A seguir, é descrita a preparação de corantes.

MATERIAL E MODO DE PREPARO

Preparação de cristal violeta

Cristal violeta .... 1 g
Ácido fênico .... 2 g

Álcool absoluto .... 10 mL
Água destilada .... 100 mL

Triturar em um gral de vidro o corante e acrescentar o álcool. Juntar aos poucos o ácido fênico, misturando sempre, de modo a obter uma mistura bem homogênea. Juntar a água, pouco a pouco, misturando bem. Filtrar após 24 horas de repouso em papel de filtro.

Preparação de lugol

Iodo .... 1 g
Iodeto de potássio .... 2 g
Água destilada .... 300 mL

Triturar o iodo com o iodeto de potássio em um gral de vidro. Juntar a água e misturar bem. Preparar uma quantidade que seja usada em até 30 dias.

Preparação de álcool acetona

Álcool .... 800 mL
Acetona .... 200 mL

Unir os dois componentes e misturar bem.

Preparação de fucsina de Ziehl diluída

```
Fucsina ....................................................... 2,5 g
Álcool etílico ............................................. 100 mL
Água destilada ............................................ 90 mL
```

Preparar a solução-estoque (fucsina e álcool etílico) unindo os dois componentes e misturando-os bem. Para usar, juntar 10 mL da solução-estoque com 90 mL de água destilada, isto é, diluir a 10% em água destilada.

CORANTES (ARMAZENAGEM)

Os corantes devem ser estocados em frasco de vidro âmbar em local onde as condições ambientais sejam favoráveis, com temperatura entre 20 e 25ºC (temperatura ambiente) e sem teor de umidade.

MÉTODO DE GRAM MODIFICADO

Violeta-de-metila

1ª solução

```
Violeta-de-metila ............................................. 2 g
Álcool etílico (99,5º Gay-Lussac) ............... 100 mL
Álcool metílico (99,57º Gay-Lussac) ........... 100 mL
```

2ª solução

```
Oxalato de amônia .......................................... 4 g
Água destilada ........................................... 400 mL
```

Misturar as duas soluções e deixar em repouso por um período de 24 horas, ao abrigo da luz. Após o período de repouso, filtrar em papel de filtro comum e estocar em frasco escuro previamente lavado e seco.

Lugol

```
Iodeto de potássio .......................................... 4,5 g
Iodo metálico .................................................... 3 g
Água destilada ............................................ 450 mL
```

Misturar o iodeto de potássio na água até sua completa dissolução. Acrescentar o iodo metálico e continuar misturando até dissolvê-lo completamente. Diluir antes de usar a uma concentração de 1/20 em água destilada.

Safranina

```
Safranina ..................................................... 2,5 g
Água destilada ............................................ 500 mL
```

Misturar bem o pó de safranina na água até sua completa dissolução.

> **ATENÇÃO!**
>
> **Identifique cada frasco com o nome do corante e a data do preparo.**

Atividades

1. Qual é a finalidade das colorações de esfregaços?

2. Quais são os fatores que podem influenciar as colorações?

3. Qual é a diferença entre corantes ácidos e básicos?

Capítulo 21

Biossegurança

objetivos

- Entender o que é biossegurança.
- Conhecer as medidas de controle empregadas.
- Conhecer os instrumentos e os métodos empregados na esterilização.

Biossegurança em odontologia e em demais áreas médicas é o conjunto de procedimentos adotados com o objetivo de dar proteção e segurança ao paciente, ao profissional e à sua equipe.

Para prevenir a transmissão de doenças, devem ser empregadas medidas de controle de infecção como a utilização de equipamento de proteção individual (EPI), a esterilização do instrumental, a desinfecção dos equipamentos e do ambiente, a manutenção da assepsia do local de trabalho e a anti-sepsia da boca do paciente (em odontologia). São essenciais a padronização e a manutenção das medidas de biossegurança como forma eficaz de reduzir o risco ocupacional, a infecção cruzada e a transmissão de doenças infecciosas.

CONCEITOS

- **Assepsia:** é o conjunto de medidas adotadas para impedir que determinado meio seja contaminado.
- **Anti-sepsia:** é a eliminação das formas vegetativas de bactérias patogênicas de um tecido vivo.
- **Limpeza:** é a remoção da impureza de qualquer superfície, reduzindo o número de microrganismos presentes. Esse procedimento deve obrigatoriamente ser realizado antes da desinfecção e/ou da esterilização.
- **Desinfecção:** é o processo que elimina microrganismos patogênicos de seres inanimados, sem atingir necessariamente os esporos.
- **Esterilização:** é o processo que elimina todos os microrganismos: esporos, bactérias, fungos e protozoários. Os meios de esterilização podem ser físicos ou químicos.

CLASSIFICAÇÃO DOS INSTRUMENTOS

- **Instrumentos críticos:** são instrumentos de corte ou ponta que penetram nos tecidos subepiteliais. Devem ser obrigatoriamente esterilizados.
- **Instrumentos semicríticos:** são instrumentos que entram em contato com a mucosa ou a pele íntegra (p. ex., moldeiras, espelhos, instrumentais para restaurações). Devem ser esterilizados; porém, quando os materiais não permitirem isso por suas propriedades físicas, podem ser desinfectados.
- **Instrumentos não-críticos:** são instrumentos que entram em contato apenas com a pele íntegra ou não entram em contato com o paciente (p. ex., pinça perfuradora de lençol de borracha, arco de Young, mufla). Quando possível, devem ser esterilizados, porém podem ser apenas desinfectados.

ORDEM DE PREPARO DO INSTRUMENTAL PARA ESTERILIZAÇÃO

1. **Pré-lavagem:** remoção da impureza grosseira e do sangue, somente com água corrente, em ambiente apropriado para essa etapa, em separado da sala de atendimento.

2. **Desinfecção:** remoção de microrganismos patogênicos, visando a maior segurança nas manipulações seguintes e não-contaminação das demais bancadas de trabalho. Pode ser feita com diversos tipos de solução disponíveis no mercado, de acordo com as instruções do fabricante. Geralmente, é utilizado o glutaraldeído a 2% por 30 minutos.

3. Lavagem: remoção das partículas visíveis a olho nu, feita em água corrente, com uso de sabão neutro e escovas de plástico ou aço, dependendo do material de que é feito o instrumental.

4. Remoção de debris: remoção de partículas invisíveis a olho nu. Deve ser feita com solução enzimática ou desencrostante em ultra-som (dois a 10 minutos, dependendo do instrumental), ou, na falta deste, deve-se deixar o instrumental imerso em solução enzimática (10 minutos). Após, é necessário enxaguar em água corrente para remover a solução e partículas soltas.

5. Secagem: deve-se utilizar preferencialmente papel descartável ou secador a ar. Pode ser utilizada toalha de pano limpa.

6. Embalagem: varia de acordo com o método de esterilização.

MÉTODOS DE ESTERILIZAÇÃO

- **Calor úmido (autoclave):** vapor sob pressão (uma a duas atmosferas – atm); tempo: 15 a 30 min; temperatura: 121 a 132°C. É o método mais utilizado atualmente, possui ótima relação custo x benefício e causa baixa depreciação do instrumental.
- **Calor seco (estufa):** tempo de uma hora a 170°C ou duas horas a 160°C, sem a abertura da estufa durante o processo.
- **Processos químicos:**

  1. óxido de etileno por 4 horas; ou
  2. glutaraldeído a 2% por 10 horas; ou
  3. solução de formaldeído a 38% por 18 horas; ou
  4. hipoclorito de sódio a 2,5% (água sanitária).

Atividades

1. Defina biossegurança.

2. Quais são os principais conceitos envolvidos em biossegurança?

3. Como são classificados os instrumentos de uso nas áreas médica e paramédica?

4. Qual é a ordem de preparo do instrumental para esterilização?

5. Quais são os processos físicos e químicos usados na esterilização?

Capítulo 22

Meios de cultura em microbiologia. Técnicas de semeadura de microrganismos

objetivos

- Inocular em meios de cultura líquidos e sólidos.
- Detectar a presença ou a ausência de crescimento bacteriano nos meios inoculados.
- Descrever as características morfológicas de uma colônia.
- Classificar as bactérias quanto à necessidade de oxigênio para o seu crescimento.
- Discernir entre uma cultura pura e uma mista.

O meio de cultura necessário para o crescimento *in vitro* dos microrganismos interfere em seu desenvolvimento. O mesmo ocorre com outros fatores, como temperatura (**microrganismos psicrófilos, mesófilos** e **termófilos**) e tensão de oxigênio (**microrganismos aeróbios, anaeróbios, microaerófilos** e **anaeróbios facultativos**).

Quando inoculamos um microrganismo em um meio de cultura que apresente fatores ambientais favoráveis, ele inicia seu desenvolvimento, passando pelas diversas fases da curva de crescimento: de latência, logarítmica, estacionária e de declínio ou morte.

A fase logarítmica (exponencial) é caracterizada por divisões sucessivas (cissiparidade ou divisão binária), originando a formação de um grupamento de bactérias da mesma espécie, que é denominado **colônia**. Esta é visualizada sem auxílio do microscópio, sendo, então, considerada como característica macroscópica das bactérias.

Como cada espécie possui um tipo morfológico colonial diferente, as colônias devem ser analisadas quanto a elevação, forma, tamanho, bordas e pigmentação. Em um meio de cultura, **cultura pura** é aquela em que um único tipo de colônia é observado, e **cultura mista** refere-se àquela em que vários tipos de colônia são observados. Em microbiologia, há exames qualitativos e outros quantitativos (contagem de bactérias), os quais serão descritos adiante.

TÉCNICAS DE INOCULAÇÃO

Sugere-se uma bacterioscopia antes da inoculação com o objetivo de se fazer uma melhor escolha do meio de cultura a ser semeado. Os seguintes passos devem ser seguidos nas inoculações em meios de cultura (Figura 22.1):

a) o fio e a alça de platina devem sempre ser flambados antes e depois de qualquer inoculação, ou seja, devem ser aquecidos ao rubro no cone interno da chama do bico de Bunsen; para a coleta de material, devem ser esfriados na parte interna do recipiente com meio de cultura; alças descartáveis são desejadas;

b) os recipientes (tubos de ensaio, placas de Petri, etc.) com meio de cultura devem sempre ser abertos próximos ao bico de Bunsen;

c) a boca dos tubos de ensaio deve ser aquecida após a retirada e antes da colocação da tampa. A tampa **nunca** deve ser colocada sobre o balcão, sendo retirada e mantida segura pelo dedo mínimo da mão direita durante a inoculação.

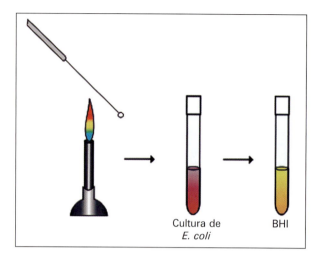

Figura 22.1 Inoculações em meio de cultura.

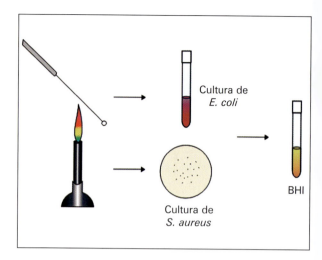

Figura 22.2 Semeadura em meio líquido (amostra de cultura líquida ou sólida).

SEMEADURA EM MEIO LÍQUIDO

Inocular a cultura das bactérias *E. coli* e *S. aureus* (provenientes de meio líquido ou sólido) em um meio líquido de Brain Hearth Infusion (BHI), utilizando a alça de platina (Figura 22.2). Comparar os resultados e interpretá-los em termos de:

a) turvação;
b) formação de película;
c) formação de depósito (Figura 22.3).

SEMEADURA EM MEIO SÓLIDO INCLINADO OU EM PLACA

Inocular a cultura da bactéria *E. coli* em um meio inclinado nutriente ágar (NA), fazendo estrias na superfície do ágar com a alça de platina (esgotamento simples), ou em placas (Figura 22.4). A placa poderá ser dividida em duas, três ou quatro partes.

SEMEADURA EM MEIO SEMI-SÓLIDO EM TUBO (PICAGEM PROFUNDA)

Inocular a cultura de bactérias de *Proteus* spp. e de *Bacillus* spp. em um meio semi-sólido (NA), utilizando a agulha de platina. A inoculação deverá ter a profundidade de 2/3 do meio, e apenas uma única picada deverá ser feita (Figura 22.5). Utilizar ágar entre 0,75 e 1%.

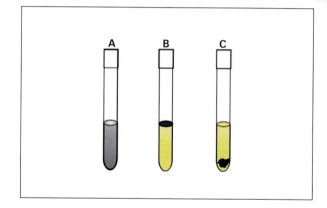

Figura 22.3 Semeadura em meio líquido. Tipos de crescimento em meio líquido: a) turvação, b) película, c) depósito.

SEMEADURA EM MEIO SÓLIDO EM PLACA (TÉCNICA DE ESGOTAMENTO – *STREAK*)

Microrganismos:
Staphylococcus spp. e *Proteus* spp.

A técnica do esgotamento em placa (*streak*) consiste em depositar sobre um ponto da superfície do meio uma parte do material e depois espalhá-lo em dois ou três setores, por meio da alça de platina, sem recarregá-la, de maneira a obter quantidades progressivamente menores do material. Deve-se obter rare-

Capítulo 22   *Meios de cultura em microbiologia*

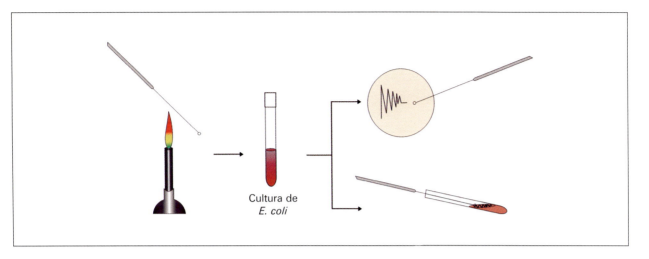

Figura 22.4 Semeadura em meio sólido inclinado ou em placas (esgotamento simples).

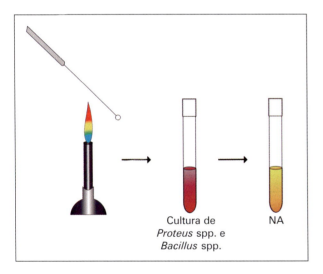

Figura 22.5 Semeadura em meio semi-sólido.

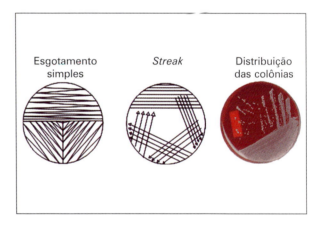

Figura 22.6 Semeadura em meio sólido em placa (técnica de esgotamento).

fação suficiente do material, de modo a formar colônias perfeitamente isoladas. Essa técnica de semeadura é esquematizada na Figura 22.6.

O sucesso da semeadura poderá ser garantido se:

a) houver grande número de estrias;
b) não perfurar o meio;
c) não voltar a alça sobre a estria;
d) pegar pequena quantidade de material para semear.

SEMEADURA EM PLACA (*POUR-PLATE*)

A técnica *pour-plate* pode ser empregada com o objetivo de obter colônias isoladas (estudo qualitativo) ou de realizar a contagem de colônias em placa (estudo quantitativo).

Para o estudo quantitativo, deve-se agitar a cultura de *E. coli* ou *S. aureus* em meio BHI, transferindo 1 mL desta para 9 mL de líquido de diluição (1:10). Após, deve-se agitar o tubo e transferir 1 mL para outro tubo contendo 9 mL de líquido de diluição (1:100). A seguir, deve-se fazer uma nova diluição, transferindo 1 mL desse tubo para outro contendo 9 mL de líquido de diluição (1:1.000). Deve-se, então, descartar 1 mL final.

Após o preparo das diluições, deve ser feito o plaqueamento, agitando-se e retirando-se 0,1 mL ou 1 mL de cada diluição e transferindo para placas estéreis. Em seguida, deve-se colocar 15 a 20 mL de ágar fundido em cada uma delas. As placas devem ser suavemente submetidas a movimentos rotatórios, visando à perfeita mistura da cultura com o ágar. Deve-se esperar a solidificação e, após, inverter as placas (Figura 22.7).

Outras metodologias poderão ser empregadas para a obtenção de unidades formadoras de colônias por mL (UFC/mL), como: semear 0,1 mL da amostra (de cada diluição) no meio de cultura escolhido; espalhar os inóculos pela superfície dos meios de cultura com a alça de Drigalski, iniciando do mais diluído (placa 3) para o menos diluído (placas 2 e 1); incubar a 37ºC por 24 a 48 horas na atmosfera adequada, que depende do microrganismo.

INCUBAÇÃO

Após a inoculação, as bactérias deverão ser incubadas em ambiente com tensão de oxigênio e temperatura ideais para o seu desenvolvimento. Bactérias aeróbias e mesófilas devem ser incubadas entre 35 e 37ºC (estufa bacteriológica) com tensão de oxigênio ambiental. O período de incubação deve ser de 18 a 24 horas, dependendo do tempo de geração das bactérias.

ATMOSFERA DE CRESCIMENTO

As bactérias apresentam diferentes exigências em relação ao oxigênio. Para verificar tais características, pode-se usar o meio de tioglicolato (THIO), que é enriquecido e contém uma substância redutora de O_2 (tioglicolato de sódio). Esse meio é normalmente colocado em tubo, em camada alta, de maneira que a superfície do meio de cultura contenha O_2, cuja concentração é progressivamente menor no sentido da superfície para a base do tubo. Assim, os microrganismos aeróbios crescerão apenas na superfície do meio; os microaerófilos, próximos à superfície; os anaeróbios, apenas na base; e os anaeróbios facultativos, em todo o meio.

Inocular as culturas de *E. coli* e *Pseudomonas* spp. separadamente em dois tubos de THIO, utilizando a alça de platina. Incubar a 35 a 37ºC por 18 a 24 horas em estufa bacteriológica.

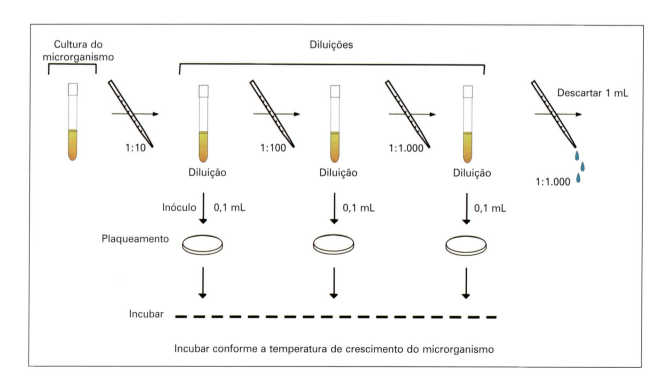

Figura 22.7 Diluição e plaqueamento de microrganismos.

Capítulo 22 *Meios de cultura em microbiologia*

INTERPRETAÇÃO DOS RESULTADOS

RESULTADOS DAS TÉCNICAS DE INOCULAÇÃO

Meio líquido

Para a leitura dos resultados dessa técnica, devem-se observar os seguintes itens:

a) *quantidade de crescimento*: pode ser escassa, moderada ou abundante;
b) *distribuição do crescimento no meio de cultura*: pode haver crescimento uniformemente distribuído (nitidamente turvo), crescimento confinado à superfície do meio como uma espuma ou filme (película) ou crescimento acumulado como sedimento que pode ser granuloso ou viscoso (depósito);
c) *odor*: pode ser pútrido, aromático ou desprezível.

Registrar os resultados da semeadura em meio líquido no Quadro 22.1. Interpretar conforme a Figura 22.3.

Meio sólido inclinado ou placa

Para a interpretação dos resultados dessa técnica, deve-se observar:

a) *quantidade*: pode ser descrita como escassa, moderada ou abundante;
b) *margem (ou bordos) do crescimento:* pode ser descrita como uniforme ou nítida ou como mostrando várias irregularidades;
c) *consistência da massa de crescimento*: pode ser butírica ou de consistência semelhante à da manteiga (facilmente removível com a alça de platina), viscosa ou mucóide e seca ou quebradiça;
d) *cromogênese (ou pigmentação)*: pode ser opaca, translúcida ou com pigmento.

Registrar os resultados da semeadura em meio sólido inclinado ou em placa no Quadro 22.2. Inter-

pretar conforme os itens citados acima. Os resultados poderão variar de acordo com a composição do meio.

Meio semi-sólido em tubo (picagem profunda)

Resultado 1: há crescimento por todo o meio de cultura, semelhante a um "pinheiro invertido" (relacionar com a presença ou não de flagelos).
Resultado 2: há crescimento somente no local da inoculação (microrganismo não apresenta flagelos).

Registrar os resultados da semeadura em meio semi-sólido em tubo no Quadro 22.3. Interpretar relacionando flagelos e locomoção.

Meio sólido em placa (técnica de esgotamento)

Considera-se o isolamento correto quando há desenvolvimento de colônias isoladas na superfície do meio. Devem-se observar as características de colônias quanto aos seguintes aspectos:

a) *tamanho*: o tamanho das colônias varia desde dimensões muito pequenas (puntiformes), com apenas uma fração de milímetros de diâmetro, até colônias muito grandes, com 5 a 10 mm de diâme-

---

Quadro 22.2

Resultados da semeadura em meio sólido inclinado ou em placa

Microrganismo	Meio Sólido
Item a:	
Item b:	
Item c:	
Item d:	

Quadro 22.1

Resultados da semeadura em meio líquido

Microrganismo	Meio líquido
Item a:	
Item b:	
Item c:	

Quadro 22.3

Resultados da semeadura em meio semi-sólido em tubo

Microrganismo	Meio semi-sólido em tubo
Proteus spp.	
Bacillus spp.	

tro, e outras bactérias (p. ex., *Proteus* spp.) espalham-se sobre toda a superfície do ágar;
b) *bordos*: a periferia das colônias bacterianas forma muitos desenhos diferentes, e, portanto, dependendo da espécie, ou bordos podem ser inteiros, ondulados, lobulados, denticulados ou franjados;
c) *elevação*: as colônias podem ser chatas, espraiadas, convexas (baixa e alta), umbilicadas e com centro saliente;
d) *cromogênese* (*ou pigmentação*): podem ser opacas, translúcidas ou com pigmento;
e) *forma*: podem ser circulares, irregulares ou rizóides;
f) *consistência da massa de crescimento*: podem ser butíricas, viscosas ou mucóides e secas ou quebradiças.

Registrar os resultados da semeadura em meio sólido em placa no Quadro 22.4. A interpretação deverá levar em conta as características culturais de cada microrganismo e pode depender do meio de cultura.

Placa (técnica de *pour-plate*)

Fazer a contagem de colônias (estudo quantitativo), escolhendo a placa que contenha entre 30 e 300 colônias. O cálculo deverá ser feito como segue:
Nº de colônias contadas na placa x volume semeado x diluição da amostra = nº de unidades formadoras de colônias/mL (UFC/mL).

Nº de UFC/mL de saliva	= nº de colônias da placa	x 10 (volume semeado)	x diluição

Para a interpretação das UFC/mL, deve-se levar em conta a expressão "unidades formadoras de colônias por mL" e não o número de bactérias por mL. Células individuais e/ou agregadas recebem o mesmo tratamento.

RESULTADOS SOBRE A ATMOSFERA DE CRESCIMENTO

A interpretação de um resultado quanto à tensão de oxigênio deve levar em consideração que o desenvolvimento pode se dar:

a) em todo o interior do meio – anaeróbio facultativo;
b) na parte superior – aeróbio;
c) na parte inferior – anaeróbio;
d) na região equatorial – microaerófilo. (ver Figura 22.8)

Observar no THIO o local de crescimento de *Pseudomonas* spp. e *E. coli*. Registrar os resultados no Quadro 22.5.

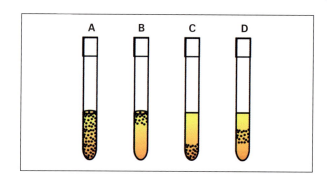

Figura 22.8 Crescimento microbiano quanto à tensão de O_2.

Quadro 22.4

Resultados da técnica de *streak*

Características das colônias	Ágar-sangue			MacConkey	
	E. coli	*Proteus* spp.	*S. aureus*	*E. coli*	*Proteus* spp.
Item a					
Item b					
Item c					
Item d					
Item e					
Item f					

Capítulo 22 Meios de cultura em microbiologia

Quadro 22.5
Resultados sobre a atmosfera de crescimento

Bactéria	Tioglicolato (local de crescimento)	Classificação (exigência em relação ao O_2)
Pseudomonas spp.		
E. coli		

CRESCIMENTO EM TUBO DE ÁGAR INCLINADO

1. Quanto à forma:

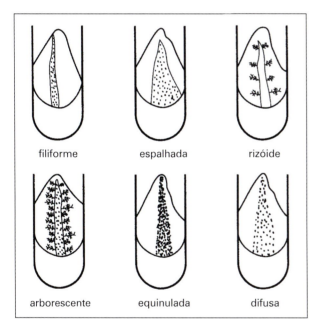

2. Quanto à quantidade: escassa, moderada, abundante.

3. Quanto ao brilho: brilhante, fosca.

4. Quanto à cor: incolor, pigmentada.

CARACTERIZAÇÃO CULTURAL DE COLÔNIAS ISOLADAS

1. Quanto ao tamanho:

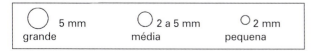

2. Quanto à forma:

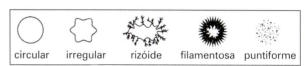

circular   irregular   rizóide   filamentosa   puntiforme

3. Quanto à elevação:

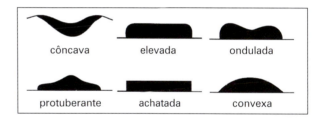

côncava   elevada   ondulada
protuberante   achatada   convexa

4. Quanto aos bordos:

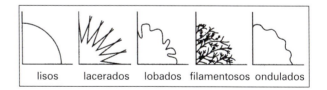

lisos   lacerados   lobados   filamentosos   ondulados

5. Quanto à estrutura:

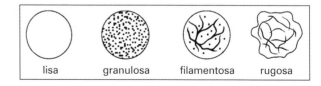

lisa   granulosa   filamentosa   rugosa

6. Quanto ao brilho: transparente, translúcida, opaca.

7. Quanto à cor: incolor, pigmentada.

8. Quanto ao aspecto: viscosa, úmida, membranosa, leitosa, etc.

Atividades

1. Quais são os fatores que interferem no desenvolvimento dos microrganismos além dos componentes presentes no meio de cultura?

2. Qual é a característica da fase de crescimento exponencial das células microbianas?

3. Qual é a finalidade da bacterioscopia como etapa anterior ao inóculo?

4. Quais são as etapas ou normas que devem ser seguidas nas inoculações dos meios de cultura (responda sucintamente)?

5. Qual é o objetivo maior da técnica de semeadura de esgotamento?

6. Como se garante o sucesso da semeadura pela técnica de esgotamento?

7. Qual é a importância das condições de incubação?

8. Como se comportam as bactérias em relação ao oxigênio?

(continua)

Capítulo 22   *Meios de cultura em microbiologia*

Atividades   *(continuação)*

9. Quando se considera o isolamento correto na técnica de esgotamento?

10. O que representa o conceito de UFC/mL?

11. Como se obtém um resultado classificado quanto à tensão de oxigênio?

12. Interpretar os resultados das experiências, anotando-os no local específico para isso no protocolo.

13. Registre no protocolo de desenho as preparações observadas.

Protocolo de desenho

Lâmina 1

Aumento =

Lâmina 2

Aumento =

Lâmina 3

Aumento =

Capítulo 23

Colorações especiais

objetivos

- Conhecer os métodos especiais de coloração.
- Executar os métodos coloração de Wirtz-Conklin (esporos), de Robinow (parede celular) e de Hiss (cápsula).
- Visualizar esporos, parede celular e cápsula bacterianos e entender a sua importância para as bactérias.

ESPOROS – MÉTODO DE WIRTZ-CONKLIN

Conforme mostrado no Capítulo 12, a coloração de Wirtz-Conklin baseia-se no grau de afinidade que a estrutura do esporo possui com o corante, comparada com o resto da célula bacteriana, tornando possível sua diferenciação.

O esporo bacteriano é uma célula de parede espessa formada no interior de algumas bactérias. É muito resistente ao calor, à dessecação e a outros agentes químicos e físicos; é capaz de permanecer em estado latente por longos períodos e, em seguida, germinar, dando origem a uma nova célula vegetativa.

A estrutura do esporo é constituída de uma primeira camada interna, a **parede do esporo**, localizada próximo a seu cerne e composta de peptideoglicano, a qual vai dar origem à parede da célula vegetativa por ocasião da **germinação**. Envolvendo a parede do esporo, fica o **córtex**, camada espessa, composta de um peptideoglicano diferente daquele existente na parede da célula que o originou por apresentar menos ligações cruzadas. Externamente ao córtex, localiza-se a **capa do esporo**, estrutura rígida composta de proteína rica em ligações de dissulfetos intramoleculares; ela confere resistência aos agentes químicos. A camada mais externa recebe o nome de **exosporo** e consiste em uma membrana lipoprotéica que contém aminoaçúcares.

MÉTODO

Técnica

A coloração de Wirtz-Conklin é feita segundo o procedimento que segue:

a) corar (sob aquecimento) o esfregaço bacteriano, por seis minutos, com solução aquosa de verde-malaquita; não ferver muito nem deixar secar; após cinco minutos, não esquentar mais (aquecer até a emissão de vapores e a partir daí iniciar a marcação do tempo);
b) lavar com água corrente, suavemente;
c) corar com solução aquosa de safranina, durante 30 segundos;
d) lavar em água corrente, suavemente;
e) secar ao ar e examinar na objetiva de imersão.

RESULTADO E INTERPRETAÇÃO

Resultado

Ao microscópico o esfregaço é assim visualizado: a **célula vegetativa** cora-se em vermelho, e o **esporo**, em verde.

Esse método de coloração de esporos emprega como corante principal o verde-malaquita a 5% (sob aquecimento), que resiste à lavagem subseqüente com água. Posteriormente, é utilizada a safranina como corante de contraste. Dessa forma, os esporos se coram em verde, porém o resto da célula ou a célula que não possui esporos se tinge em vermelho ou rosa.

Observar ao microscópio e esquematizar as bactérias existentes nos esfregaços corados.

Interpretação

Com a ação drástica do calor sobre a célula esporulada, há penetração do verde-malaquita no cerne do esporo e não há descoramento com a lavagem com água. Quando se coloca a safranina, ela cora as estruturas da célula vegetativa que não conseguirem reter o verde-malaquita.

Atividades

1. Com relação à estrutura bacteriana, em que se baseia a coloração de esporos?

2. Descreva a estrutura do endosporo.

3. Faça um esquema da estrutura do esporo.

4. Qual é o resultado do método de coloração em termos de interpretação?

5. Registre no protocolo de desenho as preparações observadas.

Capítulo 23   *Colorações especiais*

Protocolo de desenho

Lâmina 1

Aumento =

Lâmina 2

Aumento =

Lâmina 3

Aumento =

PAREDE CELULAR – MÉTODO DE ROBINOW

Como vimos no Capítulo 12, a parede celular bacteriana é uma estrutura rígida que recobre a membrana citoplasmática e confere forma às bactérias. Ela é constituída por ácido diaminopimérico (DPA), ácido murâmico e ácido teicóico, além de aminoácidos, carboidratos e lipídeos. Todos esses compostos estão reunidos para formar substâncias poliméricas complexas que, por sua vez, estruturam a parede celular. Uma macromolécula complexa denominada peptideoglicano (também chamada de mucopeptídeo ou mureína) forma a estrutura rígida da parede. Além disso, a parede celular protege a célula, mantém a pressão osmótica intrabacteriana, impedindo o rompimento da célula devido à entrada de água, e funciona como suporte de antígenos somáticos bacterianos.

MÉTODO

Técnica

Bactéria utilizada – *Bacillus subtilis*
Meio de cultura – Ágar simples
A coloração pelo método de Robinow deve ser feita da seguinte maneira:

a) fixar os cultivos de *overnight*, pela adição do líquido de Bouin, por uma hora;
b) preparar o esfregaço em lâmina e lavar com álcool e água para remover a coloração amarelada do ácido pícrico;
c) tratar por 20 a 30 minutos com solução de ácido tânico a 10%;
d) lavar com água;
e) corar com solução diluída de cristal violeta (cerca de 0,02%) por 10 segundos;
f) lavar, montar a lâmina e examinar com imersão.

LÍQUIDO DE BOUIN

Solução aquosa saturada de ácido pícrico ..... 75 mL
Formalina (formol a 40%) .... 25 mL
Ácido acético .... 5 mL

Resultado

O tratamento pelo ácido tânico reduz grandemente a afinidade do citoplasma com os corantes básicos, de maneira que só a periferia da célula, na parte correspondente à parede, aparece corada.

A periferia da célula (parede) cora-se em azul mais intenso, e o citoplasma, em azul mais claro.

Atividades

1. Qual é a natureza da parede celular?

2. Qual é o método disponível para a visualização dessa estrutura?

3. Qual é a importância do tratamento pelo ácido tânico?

4. Qual é o resultado desse método de coloração?

5. Registre no protocolo de desenho as preparações observadas.

Protocolo de desenho

Lâmina 1

Aumento =

Lâmina 2

Aumento =

Lâmina 3

Aumento =

Capítulo 23   *Colorações especiais*

CÁPSULA – MÉTODO DE HISS

Algumas bactérias são envolvidas por uma camada viscosa, externamente à parede celular, denominada cápsula. As cápsulas são geralmente de natureza polissacarídica, apesar de existirem também cápsulas constituídas por proteínas. Elas constituem um dos antígenos de superfície das bactérias. Podem ser visualizadas por meio de coloração negativa e coloração de Hiss.

A coloração da cápsula pela técnica de Hiss permite observar o corpo bacteriano em cor escura e a cápsula em coloração mais clara.

MÉTODO

Técnica

A coloração pelo método de Hiss deve ser feita da seguinte maneira:

a) realizar esfregaço da suspensão microbiana em soro; fixar pelo calor;

b) cobrir o preparo com:

- solução alcoólica saturada de fucsina básica ou violeta de genciana (5 mL);
- água destilada (95 mL);

c) aquecer até emissão de vapores;

d) lavar com solução de sulfato de cobre a 20%;

e) enxugar entre duas folhas de papel-filtro e não lavar;

f) secar e montar em bálsamo.

Resultado

A coloração dos corpos bacilares é escura, enquanto a das cápsulas é mais clara.

Atividades

1. Qual é a natureza da cápsula?

2. Quais são os métodos disponíveis para a coloração dessa estrutura?

3. Descreva o método de Hiss e o resultado esperado na coloração da cápsula.

4. Registre no protocolo de desenho as preparações observadas.

Protocolo de desenho

Lâmina 1

Aumento =

Lâmina 2

Aumento =

Lâmina 3

Aumento =

Capítulo 24

Bactérias álcool-ácido resistentes (método de Ziehl-Neelsen)

objetivos

- Corar microrganismos (micobactérias) pela técnica de coloração de Ziehl.
- Entender o mecanismo de coloração de Ziehl.
- Denominar as bactérias de acordo com a coloração de Ziehl.
- Entender a importância da necessidade da bacterioscopia de Ziehl a partir de material biológico.

O mecanismo de coloração de Ziehl-Neelsen está relacionado com a estrutura e a composição da parede celular de um grupo de bactérias. Essas bactérias possuem a parede celular constituída de lipídeos complexos (ácidos graxos e ceras); é provável que estes sejam os responsáveis pela propriedade de álcool-ácido resistência. Quando os lipídeos são removidos pelo éter, perde-se essa propriedade.

Durante a coloração, a fucsina se fixa firmemente a certos lipídeos da parede celular e, durante a lavagem com o álcool-ácido, não se desprende; as bactérias ficam, portanto, coradas de vermelho. As bactérias que não contêm alto teor de lipídeos complexos na sua parede celular não retêm a fucsina durante a lavagem de álcool-ácido; adquirem, portanto, a cor do corante de fundo, que é azul de metileno (Quadro 24.1).

MÉTODO

TÉCNICA

O método de coloração de Ziehl deve ser realizado da seguinte maneira:

a) cobrir o esfregaço com fucsina fenicada;
b) aquecer em chama até emitir vapores; a partir disso, iniciar a contagem de cinco minutos;
c) lavar a lâmina com água, suavemente;
d) descorar pelo álcool-ácido clorídrico, até que não se desprenda mais corante (cerca de dois minutos);

e) lavar a lâmina com água;
f) cobrir o esfregaço com azul de metileno (durante 30 segundos);
g) lavar a lâmina com água (enxaguar abundantemente);
h) deixar secar e observar ao microscópio com a objetiva de imersão.

OBSERVAÇÕES

1. Na coloração de Ziehl, o aquecimento não deverá ser muito drástico, a ponto de ferver o corante; deve ser mantido apenas até ligeira emissão de vapores.

2. A coloração de fundo é feita para corar bactérias e outras estruturas, que foram diferenciadas, para o efeito de contraste ou distinção entre as bactérias e as células presentes no material.

RESULTADOS E INTERPRETAÇÃO

Observar os esfregaços corados e classificar as bactérias quanto à resistência ou não ao descoloramento com álcool-ácido, levando em consideração que, em bactérias álcool-ácido resistentes (BAARs), os bacilos apresentam-se na cor vermelho intenso, e em bactérias não-álcool-ácido resistentes (BNAARs), as células presentes no material são da cor azul (coloração de fundo).

Quadro 24.1

Interpretação da coloração de Ziehl

Soluções corantes	Mecanismos de coloração	
	BAARs	BNAARs
Fucsina de Ziehl	Bactérias são coradas em vermelho.	Bactérias são coradas em vermelho.
Álcool-ácido clorídrico	A fucsina se fixa nos lipídeos complexos da parede celular e não deixa a célula, que permanece vermelha.	A fucsina não se fixa nos componentes da parede celular, que permanece sem corante no seu interior.
Azul de metileno	A célula se mantém vermelha.	A célula adquire a coloração do corante, tornando-se, portanto, azul.

Atividades

1. Qual é o objetivo principal deste capítulo?

2. Com o que está relacionado o mecanismo de coloração de Ziehl?

3. Qual é a importância de lipídeos complexos na parede celular das bactérias álcool-ácido resistentes?

4. Qual é a importância da coloração de fundo no método de Ziehl-Neelsen?

5. Registre no protocolo de desenho as preparações observadas.

Capítulo 24   *Bactérias álcool-ácido resistentes (método de Ziehl-Neelsen)*

Protocolo de desenho

Lâmina 1

Aumento =

Lâmina 2

Aumento =

Lâmina 3

Aumento =

Capítulo 25

Espiroquetas (coloração de Ryu)

objetivos

- Observar microscopicamente espiroquetas bucais.
- Aprender o método de Ryu para a visualização de espiroquetas.
- Distinguir esses microrganismos dos demais presentes na lâmina.

As espiroquetas (do grego **speira**, espira, e **chaita**, cabelo) pertencem à família Spirochaetaceae, a qual apresenta microrganismos helicoidais, de corpo flexível e deformável durante o movimento. Esses microrganismos compreendem três gêneros de importância: *Treponema*, *Leptospira* e *Borrelia*. Distinguem-se nitidamente dos espirilos (família Spirillaceae, gênero *Spirillum*), porque estes possuem corpo rígido e indeformável (parede celular) e movimentam-se à custa de flagelos polares. Muitas espécies de bactérias vivem na cavidade bucal; entre elas, estão as espiroquetas (gênero *Treponema*), facilmente reconhecidas. As espiroquetas não se coram pelas colorações usuais (Gram) por apresentarem largura muito pequena. Colorações como as de Ryu ou de Fontana-Tribondeau são normalmente empregadas, sendo indicadas para a observação de espiroquetas da boca e para o controle de culturas de leptospiras e treponemas cultiváveis. O exame em campo escuro, a coloração negativa (métodos de Buri e de Levatidi, para cortes) ou o método de Giemsa podem também ser empregados.

A seguir, será explicado o funcionamento do método de Ryu.

MÉTODO

TÉCNICA

a) amostrar o material do sítio específico;
b) fixar, cobrindo o esfregaço com solução aquosa de formalina durante um minuto, e escorrer (não é necessário lavar);

c) cobrir o esfregaço com três a cinco gotas de solução de bicarbonato, contando o número de gotas necessário; imediatamente, acrescentar 10 gotas de solução de fucsina para cada gota de bicarbonato; deixar agir por cinco minutos;
d) lavar, secar e examinar ao microscópio.

MATERIAL

- Esfregaço de material coletado de placa subgengival ou bolsa periodontal, de paciente com doença periodontal
- Solução de bicarbonato de sódio a 5%
- Solução de fucsina básica: utilizar solução saturada (aproximadamente 3%) em álcool a 95%; na hora do uso, diluir a 1:9 com água destilada
- Solução de formalina a 1%
- Suporte para lâminas
- Microscópio, óleo para microscopia, papel absorvente

RESULTADOS E INTERPRETAÇÃO

Após a coloração, as espiroquetas se coram em vermelho intenso, contrastando com um fundo rosado que contém demais microrganismos e células.

Observar os microrganismos presentes na coloração e registrar no protocolo de desenho.

Atividades

1. Por que não se usa a coloração de Gram para espiroquetas?

2. Como se dá a coloração de Ryu?

3. Como são, morfologicamente, as espiroquetas?

4. Quais são os principais gêneros de importância nessa classe de microrganismos?

5. Como se interpretam os resultados da coloração de Ryu para espiroquetas?

6. Registre no protocolo de desenho as preparações observadas.

Capítulo 25 *Espiroquetas (coloração de Ryu)*

Protocolo de desenho

Lâmina 1

Aumento =

Lâmina 2

Aumento =

Lâmina 3

Aumento =

Capítulo 26

Investigação da atividade metabólica de bactérias

objetivos

- Detectar em bactérias, indiretamente, a presença de enzimas como amilase, coagulase, catalase, etc.
- Por meio do diagnóstico de laboratório de estafilococos, detectar indiretamente a presença de catalase e coagulase.
- Pelo diagnóstico de estreptococos, investigar a ação da catalase e a sensibilidade desses microrganismos a antimicrobianos.

A atividade metabólica de microrganismos produz alterações nas substâncias em que eles estão presentes, por meio da ação direta de enzimas como amilase, coagulase, catalase, etc. Cada microrganismo apresenta um perfil bioquímico (sistemas enzimáticos específicos), cujas propriedades bioquímicas permitem – na prática – sua caracterização. Em microbiologia, as provas bioquímicas (bioquimismo) consistem na verificação das transformações químicas que ocorrem em um substrato pela ação de um organismo específico. Elas são utilizadas como recurso auxiliar na identificação de gêneros e espécies microbianos. Essas provas bioquímicas baseiam-se em processos que levam à degradação de carboidratos (utilização de fonte de carbono), álcoois poli-hídricos (manitol, glicerol, sorbitol), glicosídeos (esculina), proteínas, peptídeos, aminoácidos (utilização de fonte de nitrogênio) e outras substâncias nitrogenadas.

EXPERIÊNCIA 1

AULA 01

Material

- Meio de cultura contendo amido (ágar-amido)
- Culturas de microrganismos em ágar-inclinado: B. subtilis, S. aureus, E. coli e Sarcina spp.
- Alça de platina
- Lápis para vidro ou plástico

Ação da amilase na hidrólise do amido

As glândulas salivares secretam uma enzima, a amilase (presente também em outros organismos), responsável pela hidrólise do amido em moléculas menores, como dextrina e maltose. Nos microrganismos, essa enzima difunde-se no meio de cultura e apresenta-se como um halo incolor ao redor das colônias, quando coradas com iodo.

Delineamento

- Dividir o fundo da placa contendo ágar-amido em quatro partes, com lápis para vidro.
- Semear, em cada parte do meio, um tipo de microrganismo, em ponto único no centro, conforme a Figura 26.1.
- Incubar a 37°C por 48 horas.

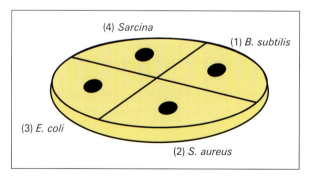

Figura 26.1 Semeadura de microrganismos em ágar-amido.

Microscopia de luz em microbiologia: morfologia bacteriana e fúngica

AULA 02

Material

- Placa com ágar-amido semeado com microrganismos na aula 01
- Solução de lugol (usar o corante de Gram)

Delineamento

- Cobrir a placa com solução de lugol e observar formação de halo não-corado ao redor das colônias de microrganismos que produziram amilase.

Resultados e interpretação

Registre seus resultados, incluindo-os no Quadro 26.1.

Quadro 26.1

Resultados da ação da amilase na hidrólise do amido por bactérias		
Microrganismo / **Resultados**	**Presença de halo**	
	Positivo (+)	**Negativo (−)**
B. subtilis		
S. aureus		
E. coli		
Sarcina		

Atividades

1. O que é amilase e onde ela está presente?

2. Qual é a ação da amilase e por que testar microrganismos em relação a essa enzima?

3. O que são provas bioquímicas? Em que se baseiam?

Capítulo 26   *Investigação da atividade metabólica de bactérias*

129

EXPERIÊNCIA 2

AULA 01

Material

- Material clínico ou cultura de microrganismos
- Bateria de coloração de Gram
- Caldo glicosado
- Placas de ágar-sangue e/ou ágar-salgado

Ação da catalase e da coagulase por meio do diagnóstico de estafilococos

Como vimos no Capítulo 5, os estafilococos (do grego **staphyle**, uva) se apresentam como cocos gram-positivos, imóveis, agrupados em massas irregulares ou em cachos de uva. São aeróbios ou anaeróbios facultativos e catalase-positivos. Fermentam a glicose com produção de ácido, tanto em aerobiose quanto em anaerobiose, e nisso se diferenciam dos microrganismos do gênero *Micrococcus*, que só fermentam em aerobiose.

Distinguem-se pelo menos 20 espécies desse gênero, particularmente o *Staphylococcus aureus*, patogênico presente no pus (piogênico), e o *S. epidermidis*, que tem sido isolado de infecções crônicas da pele, de infecções cirúrgicas e de casos de endocardite subaguda ou pós-cardiotomia. A espécie *S. saprophyticus* é a única considerada exclusivamente saprófita.

Esses microrganismos crescem em vários meios de cultura e fermentam carboidratos com produção de pigmentos branco e amarelo-forte. Alguns são membros da microbiota normal da pele e das mucosas do ser humano, enquanto outros dão origem a supurações, formação de abscessos, infecções piogênicas e septicemias. São muito resistentes aos antibióticos.

Bacterioscopia

Delineamento

A partir de material clínico (exsudato de lesão), geralmente purulento, são feitos esfregaços corados pelo método de Gram. Os esfregaços são apenas sugestivos; raramente os cocos se apresentam em sua forma típica (forma de cachos de uva), sendo comum o aparecimento de cocos isolados e em pequenos grupos, de localização intra e extracelular. A maioria dos cocos é gram-positiva, mas os microrganismos mortos ou lisados são gram-negativos. A presença de neutrófilos abundantes é indicativa de caráter purulento da infecção.

Inóculo em ágar-Sangue

Delineamento

O material suspeito é semeado em ágar-sangue e incubado a 37ºC durante 18 a 24 horas. Há o crescimento de colônias típicas, geralmente lisas, brilhantes, circulares e translúcidas. O *S. aureus* e algumas outras espécies formam colônias amareladas, acinzentadas ou alaranjadas, em função da presença de grande quantidade de pigmentos carotenóides localizados em sua membrana celular. O *S. epidermidis* geralmente forma colônias brancas, em função da pequena quantidade de carotenóides. O *S. aureus* usualmente produz hemólise em ágar-sangue, enquanto outras espécies têm comportamento variável. Realiza-se então exame bacterioscópico da colônia suspeita para confirmação da morfologia.

Apesar de os estafilococos desenvolverem-se bem em meios simples, deve-se usar um meio enriquecido para o crescimento de estreptococos, se presentes. Caso o material esteja **contaminado**, deve-se também semear em ágar-salgado (7,5% de NaCl). O crescimento em ágar-salgado já é um fator de diferenciação, principalmente com micrococos e estomatococos, que também são catalase-positivos.

A partir da colônia em que, na bacterioscopia, foram observados cocos gram-positivos, repica-se para caldo glicosado para obtenção de cultura pura e possível realização das demais provas.

AULA 02

Material

- Culturas de amostras em caldo glicosado semeadas na aula 01
- Placa de ágar-salgado (cultivo da aula 01)
- Placa de ágar-sangue (cultivo da aula 01)
- Um tubo com 2 mL de água oxigenada a 30 volumes
- Um tubo contendo 0,5 mL de plasma de coelho
- Alça e agulha de platina ou micropipetas

Ação da catalase

Delineamento

A investigação da ação da catalase é usada para diferenciação de estafilococos, micrococos e estomatococos em relação aos estreptococos, que são catalase-negativos.

A catalase é uma enzima que decompõe o peróxido de hidrogênio (H_2O_2) em oxigênio e água. Quimicamente, a catalase é uma hemoproteína, de estrutura semelhante à da hemoglobina, exceto pelo fato de que os quatro átomos de ferro da molécula estão em estado oxidado (Fe^{+++}) em vez de reduzido (Fe^{++}). Excluindo-se os estreptococos, a maioria das bactérias decompõe H_2O_2 por meio de peroxidases semelhantes à catalase.

O peróxido de hidrogênio se forma como um dos produtos finais do metabolismo oxidativo ou aeróbio dos carboidratos. Se deixado acumular, o peróxido de hidrogênio é letal para as células bacterianas. A transformação do peróxido de hidrogênio em água e oxigênio pela catalase ocorre como demonstrado a seguir.

$$(H_2O_2) \xrightarrow{\text{Catalase}} H_2O + O_2 \text{ (bolhas de gás)}$$

A prova é feita colocando-se água oxigenada a 30 volumes (3%) sobre colônias do microrganismo a ser testado (deve-se usar microcultivo em ágar-salgado) e observando-se a produção de bolhas de gás (prova positiva). A prova não deve ser realizada em culturas ou em meios que contenham sangue, uma vez que as hemácias apresentam atividade peroxidásica.

Ação da coagulase

Delineamento

A investigação da ação coagulose geralmente é usada para identificação de S. aureus, sendo freqüentemente critério de virulência e patogenicidade.

A coagulase estafilocócica está presente em duas formas: coagulase ligada e coagulase livre. A coagulase ligada (ou fator de aglutinação) é detectada em lâmina para microscopia. Ela converte fibrinogênio em fibrina diretamente, sem o envolvimento dos fatores de coagulação. A prova de coagulase em tubo detecta tanto a coagulase livre como a ligada e é a prova de escolha. A coagulase livre reage com o fator de coagulação do plasma, formando uma substância que é semelhante à trombina e que age indiretamente convertendo fibrinogênio em fibrina.

A prova é realizada colocando-se uma alçada da cultura de estafilococos (deve-se usar cultura em caldo glicosado) em 0,5 mL de plasma (humano ou de animais) contendo anticoagulante (citrato de sódio ou, preferencialmente, heparina). A seguir, deve-se incubar por 18 a 24 horas e observar se ocorre coagulação, o que indica a prova positiva.

Resultados e interpretação

Observar a morfologia de colônias de S.aureus nas placas de ágar-salgado e ágar-sangue semeadas na aula 01. No ágar-sangue, observar colônias características, geralmente lisas, brilhantes, circulares e translúcidas, com coloração branca, cinza ou laranja. No ágar-salgado, há crescimento apenas de estafilococos, sendo prova diferencial para micrococos e estomatococos, que também são catalase-positivos.

Deve-se fazer esfregaço de uma colônia isolada da placa de ágar-salgado, deixar secar, fixar na chama, deixar esfriar, corar pela técnica de Gram e observar em imersão. Repetir o mesmo procedimento para a placa de ágar-sangue. Observar os microrganismos e registrar no protocolo de desenho.

O resultado da ação da catalase deverá ser positivo para estafilococos, micrococos e estomatococos, e negativo para estreptococos. Na prova da coagulase, deverá ser observado o seguinte: S. aureus (positivo), S. epidermidis e S. saprophyticus (negativo). Tais resultados se diferenciam pela resistência à novobiocina do S. epidermidis.

Capítulo 26 *Investigação da atividade metabólica de bactérias*

Atividades

1. A que se destina a verificação da enzima catalase?

2. Qual a razão semear estafilococos em ágar-salgado?

3. Para que é usada a prova da coagulase para os estafilococos?

4. Como se realiza a prova da coagulase?

5. Quais são as formas em que se apresenta a coagulase estafilocócica?

6. Registre no protocolo de desenho as preparações observadas.

Protocolo de desenho

Lâmina 1

Aumento =

Lâmina 2

Aumento =

Lâmina 3

Aumento =

Capítulo 26   *Investigação da atividade metabólica de bactérias*

133

EXPERIÊNCIA 3

AULA 01

Material

- Lâminas de microscópio
- Placas de ágar-sangue
- Estufas
- Jarras de anaerobiose
- Caldo cérebro-coração (BHI)
- Bateria de coloração de Gram

Estreptococos: diagnóstico de laboratório

Os estreptococos (do grego **streptos**, enovelados) são cocos gram-positivos, normalmente dispostos aos pares ou em cadeias, catalase-negativos e homofermentadores da glicose (ácido láctico). Esses microrganismos (patogênicos) são mais exigentes que os estafilococos em relação aos meios de cultura: não se desenvolvem ou crescem mal em ágar ou caldo simples, exigindo a adição de fatores de crescimento (glicose, soro, sangue, ascite, etc.). A maioria desses organismos é anaeróbia facultativa e/ou anaeróbia estrita.

Podem-se diferenciar, basicamente, três tipos de estreptococos, de acordo com o seu comportamento em ágar-sangue: o tipo alfa ou enverdescente, que produz halo de inibição parcial (coloração verde), o tipo beta ou hemolítico (hemólise total) e o tipo gama ou inerte, que não produz nem um nem outro fenômeno.

Esses microrganismos são considerados um dos maiores causadores de doença e morbidez para o ser humano através dos tempos. Pasteur, Kock e Neisser (século XIX) contribuíram grandemente para os estudos da etiologia das doenças infecciosas desses microrganismos.

Os estreptococos que interessam à patologia humana podem ser filiados aos seguintes grupos:

a) grupo hemolítico: *S. pyogenes*;
b) grupo viridans (isolados do sangue de casos de endocardite subaguda, ubiquitários na boca e no intestino): *Streptococcus* grupo *mutans*, *S. sanguinis*, *S. salivarius*, *S. sobrinus*, etc.;
c) grupo de enterococos: *S. faecalis*.

No início da década de 1930, foram identificados cinco diferentes grupos antigênicos de estreptococos (A, B, C, D, E), com base nas diferenças dos carboidratos da parede celular.

Amostragem e bacterioscopia

A amostragem desses organismos depende da natureza da infecção, podendo ser coletada diretamente do sangue, do trato intestinal, da cavidade oral, de infecções purulentas, etc. Os esfregaços provenientes dessas amostras, quando corados (coloração de Gram), demonstram cocos isolados, aos pares ou, raramente, em cadeias, sendo, portanto, sugestivos. A presença de neutrófilos em abundância indica o caráter purulento da infecção.

Resultados e interpretação

Observar os resultados da bacterioscopia pela coloração de Gram e registrar no protocolo.

Inóculo em ágar-sangue

Delineamento

O material suspeito é semeado em ágar-sangue e incubado a 37°C durante 24 a 48 horas, em microaerofilia (método da vela, câmara de CO_2 ou técnica de *pour-plate*). A partir do crescimento de colônias típicas (pequenas, brancoacinzentadas e translúcidas), que na bacterioscopia evidenciam cocos grampositivos, repica-se para caldo cérebro-coração (BHI), para obtenção de cultura pura e realização das demais provas.

Resultados e interpretação

No ágar-sangue, os estreptococos podem comportar-se de três maneiras diferentes:

1. Estreptococos beta-hemolíticos: formam halo de clareamento do sangue ao redor das colônias, com hemólise total das células sangüíneas. Os estreptococos hemolíticos produzem duas hemolisinas, a estreptolisina O, que é antigênica, porém é inativa pelo oxigênio, e a estreptolisina S, que não é antigênica, mas é oxigênio estável. São essas hemolisinas que produzem um completo clareamento do ágar-sangue que rodeia as colônias. O exemplo típico de estreptococos beta-hemolíticos é o *S. pyogenes.*

2. Estreptococos alfa-hemolíticos: formam halo de hemólise parcial, com coloração esverdeada ao redor das colônias. É um tipo de hemólise incompleta, na qual as hemácias são parcialmente danificadas e a hemoglobina é oxidada em compostos tipo biliverdina, de coloração esverdeada. Os estreptococos alfa-hemolíticos são denominados freqüentemente estreptococos viridans. Exemplo de estreptococo alfa-hemolítico típico é o *S. salivarius*.

3. Estreptococos gama-hemolíticos: não produzem hemólise total nem parcial. Exemplo típico é o *S. faecalis*.

Verificar a formação de halos de hemólise em placa de ágar-sangue.

AULA 02

Material

- Cultura em caldo cérebro-coração (BHI)
- Água oxigenada a 30 volumes
- Placas de ágar-sangue
- Discos de bacitracina
- Pinça de metal esterilizada

Ação da catalase

Delineamento

Detectar a produção da enzima catalase conforme indicado na aula 02 da experiência 2.

Resultados e interpretação

Os *Streptococcus* são catalase-negativos.

SENSIBILIDADE À BACITRACINA

Estreptococos do grupo A (beta-hemolíticos) são inibidos por baixas concentrações de bacitracina (0,02 a 0,04 μg). A aplicação de discos de bacitracina em placas de ágar-sangue inoculadas com estreptococos é procedimento comumente empregado na identificação presuntiva dos estreptococos do grupo A.

Delineamento

Umedecer um *swab* esterilizado em cultura pura da amostra (cultura de BHI) a ser testada e semear para obtenção de crescimento abundante em placa de ágar-sangue. Colocar sobre a superfície semeada, com pinça esterilizada, um disco de bacitracina, pressionar levemente e incubar a 37°C por 48 horas.

Resultados e interpretação

Observar halo de inibição de crescimento ao redor do disco com antibióticos. A espécie *S. pyogenes*, além de ser beta-hemolítica, é sensível à bacitracina. A Figura 26.2 apresenta a seqüência do diagnóstico de estreptococos.

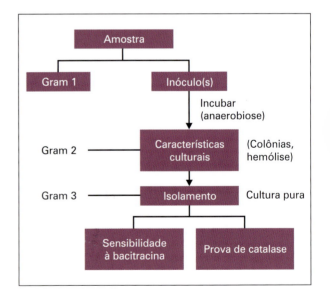

Figura 26.2 Seqüência do diagnóstico de estreptococos.

Capítulo 26   *Investigação da atividade metabólica de bactérias*

135

Atividades

1. Qual é o material (amostra) a ser usado no diagnóstico de estreptococos?

2. Que características expressam os estreptococos em ágar-sangue?

3. Como se investiga a ação da catalase nesse grupo de microrganismos?

4. Qual é a importância do teste de sensibilidade à bacitracina para esses organismos?

5. Esquematize os esfregaços 1, 2 e 3 corados por Gram e registre-os no protocolo de desenho.

Protocolo de desenho

Lâmina 1

Aumento =

Lâmina 2

Aumento =

Lâmina 3

Aumento =

Capítulo 27

Sensibilidade microbiana aos antibióticos *in vitro* (antibiograma)

objetivos

- Definir antibiograma.
- Entender os cuidados a serem tomados nesse teste.
- Saber sobre os métodos usados.
- Diferenciar a metodologia utilizada na prova de diluição e a utilizada na de difusão.
- Conhecer os fatores que podem influenciar o resultado obtido pelo método de difusão.

O antibiograma é uma prova de sensibilidade aos antimicrobianos utilizada para alguns grupos de bactérias, principalmente aquelas que adquirem resistência facilmente. É indicado para qualquer microrganismo estreitamente relacionado ao processo infeccioso, cuja sensibilidade a drogas normalmente empregadas na terapia não seja previsível. É o caso de enterobactérias, *S. aureus*, bacilos gram-negativos não-fermentadores, etc. Essas bactérias sofrem forte pressão seletiva, já que, pela ação das drogas, há o extermínio das bactérias sensíveis e o crescimento das bactérias resistentes, que estavam misturadas na população bacteriana.

Entretanto, para bactérias que apresentam padrão de sensibilidade constante a determinadas concentrações de penicilinas (*S. pyogenes*, *N. meningitidis*, etc.), não há necessidade do antibiograma. A prova de sensibilidade a drogas antimicrobianas é útil não apenas para orientar o tratamento clínico, mas também para investigação epidemiológica, testes de novos antibióticos e identificação preliminar de certas bactérias.

As drogas indicadas para uso rotineiro em laboratório clínico são recomendadas pelo National Committee for Clinical Laboratory Standards (NCCLS). Outras drogas podem ser empregadas de acordo com os problemas específicos de cada paciente ou para obtenção de dados epidemiológicos. Os testes rotineiros devem incluir apenas um representante de cada classe de antimicrobianos, utilizando-se a nomenclatura científica do princípio ativo. O número de drogas testadas deve ser limitado para evitar gastos desnecessários, procurando-se, por exemplo, não testar drogas específicas de bactérias gram-positivas em bactérias gram-negativas. Deve-se tomar cuidado para não incluir no antibiograma drogas que não estejam à venda.

MÉTODOS

Para a execução das técnicas de determinação da sensibilidade de microrganismos a antibióticos e agentes quimioterápicos há dois métodos: o método de diluição (em tubos ou em placas de acrílico contendo orifícios, placas de ágar) e o de difusão (com discos impregnados com as drogas).

A escolha do método depende de diversos fatores, sendo a rapidez e a simplicidade os atributos mais considerados em laboratórios de microbiologia.

MÉTODO DE DILUIÇÃO

No método de diluição, concentrações variadas do antibiótico, obtidas pela diluição em caldo ou ágar, são inoculadas com o microrganismo. A concentração mais baixa do antibiótico que evita o crescimento após a incubação noturna de 12 horas – a concentração inibitória mínima (CIM) – é a medida da sensibilidade.

O método de diluição é realizado preparando-se concentrações em série do antibiótico em líquido ou ágar, respectivamente, em tubos ou em placas de

Petri. Nos testes de diluição em caldo, cada tubo é inoculado de modo que contenha 10^4 a 10^5 bactérias por mililitro. As placas de diluição em ágar são inoculadas semeando-se um número específico de microrganismos-teste sobre a superfície do ágar. Isso pode ser feito com uma alça calibrada, e diversas culturas podem ser testadas em cada placa. A concentração inibitória mínima em ambos os testes é determinada após a incubação por 24 horas, observando-se a presença ou a ausência de crescimento macroscópico nos tubos ou nas placas.

Freqüentemente, a sensibilidade de uma bactéria isolada é julgada pela correlação dos valores da CIM com a concentração do antibiótico nos líquidos orgânicos. Todavia, em virtude de os valores da CIM poderem variar consideravelmente de acordo com o método empregado, a seleção de um valor da CIM que separa as bactérias sensíveis das resistentes é mais exata quando é baseada na experiência clínica com o antibiótico.

MÉTODO DE DIFUSÃO COM DISCOS DE BAWER E KIRBY (MODIFICADO PELA FDA)

Nos testes pelo método de difusão, discos de papel impregnado com o antibiótico são colocados na superfície do ágar uniformemente semeado com o microrganismo. Forma-se, então, um gradiente de concentração pela difusão do antibiótico a partir do disco para o ágar, com conseqüente inibição do crescimento de um microrganismo sensível. A base para o julgamento de sensibilidade é o tamanho real do halo de inibição (zona de crescimento em volta do disco de antibiótico).

Esse método apenas informa se um microrganismo é sensível ou resistente a um determinado antibiótico ou agente quimioterápico. Devido à sua simplicidade e por poderem ser realizados rapidamente, os métodos de difusão com disco têm preferência sobre os de diluição para os testes de rotina. Mas é indispensável que os métodos de difusão sejam rigorosamente padronizados; portanto, descrevem-se a seguir os itens de sua técnica e a especificação de suas necessidades mínimas.

Técnica para a realização do teste de difusão padronizado pela FDA

a) Preparação de placas e meios de cultura

O meio ágar-Muller-Hinton (MH), previamente fundido, preparado e esterilizado, deve ser resfriado a 45 a 50°C sobre uma superfície nivelada, devendo ser derramado em placas de Petri a uma profundidade de 4 mm (medida interna).

As placas devem ser resfriadas com as tampas inclinadas para permitir que o excesso de umidade evapore (para isso, as placas podem ser colocadas em uma incubadora a 35 a 37°C por 15 a 30 segundos ou se pode deixar que sequem por mais tempo à temperatura ambiente). As placas podem ser usadas tão logo a superfície de ágar esteja seca. O pH do meio solidificado deve ser de 7,2 a 7,4.

b) Preparação do inóculo

O teste de sensibilidade deve ser realizado com uma cultura pura de bactérias, devendo-se fazer uma coloração de Gram antes de qualquer teste de sensibilidade.

Tocando-se o topo de cada colônia com uma pinça, devem-se transferir quatro ou cinco colônias de aparência similar do microrganismo a ser testado, a partir da placa original da cultura, para um tubo de teste contendo 4 a 5 mL de um meio líquido adequado.

Em seguida, o tubo inoculado é incubado a 35 a 37°C por 2 a 8 horas, tempo suficiente para produzir uma suspensão bacteriana de turbidez moderada. A esse ponto, a densidade do inóculo na suspensão deve ser controlada pela diluição com água destilada estéril ou soro fisiológico para obter-se uma densidade de turbidez equivalente àquela obtida pela adição de 0,5 mL de solução de $BaCl_2$-$2H_2O$ (0,048 molar) em 99,5 mL de H_2SO_4 (0,36 normal).

c) Discos de antibióticos ou quimioterápicos empregados

Atualmente, usam-se discos de alta concentração de droga, pois essa concentração corresponde ao maior nível sangüíneo atingido pela droga no decurso de um tratamento usual. De acordo com o padrão oficial (NCCLS), os discos de antibióticos ou de agentes quimioterápicos não podem conter mais do que 150% de seu valor declarado nem menos do que 67% desse valor.

Existem discos produzidos por firmas comerciais, de grande utilidade desde que guardados sob refrigeração, ao abrigo do ar e da luz, e usados dentro do prazo de validade.

d) Inoculação das placas

Deve-se saturar um *swab* de algodão com suspensão bacteriana e remover o excesso de umidade

Capítulo 27 Sensibilidade microbiana aos antibióticos in vitro (antibiograma)

do *swab* girando-o contra a parede do tubo, acima do nível do líquido. A seguir, deve-se semear a suspensão bacteriana uniformemente sobre a superfície estéril do meio de ágar com o *swab* de algodão, semeando sucessivamente em três direções para obter um inóculo uniforme. Deve-se, então, permitir que as placas inoculadas sequem por 15 segundos com as tampas ligeiramente inclinadas. Por fim, é necessário colocar os discos de sensibilidade sobre a superfície de ágar inoculada com uma pinça estéril e resfriada e pressionar levemente cada disco para baixo para assegurar um contato uniforme. Devem-se espaçar os discos, cuidadosamente, de modo que mantenham uma distância mínima de 10 a 15 mm em relação à borda da placa de Petri e que fiquem suficientemente separados uns dos outros para evitar a superposição dos halos de inibição (Figura 27.1).

e) Incubação

Dentro de 30 segundos, deve-se incubar a placa sob condições aeróbias, a uma temperatura constante na faixa de 35 a 37ºC, por 24 horas.

Fatores que influenciam o halo de inibição

1. *Composição dos meios de cultura* – A presença de algumas substâncias nos meios pode influenciar o tamanho do halo de inibição. Por exemplo, se houver ácido para aminobenzóico no meio da cultura, o seu efeito antagônico, inibindo a ação da sulfa, ocasionará uma diminuição no halo de inibição ao redor do disco de sulfa.

Por essa razão, o meio deve ser padronizado; então, utiliza-se um meio enriquecedor denominado Müller-Hinton, que possui a seguinte composição:

Infusão de carne bovina .... 300 g
Peptona de caseína ácida .... 17,5 g
Amido .... 1,5 g
Ágar .... 17 g
Água destilada .... 1.000 mL

2. *Enzimas bacterianas* – O tamanho do halo de inibição à volta de certos discos de cefalosporinas e penicilinas pode ser determinado pela quantidade e pelo grau de aparecimento da beta-lactamase isto é, quanto maior for a atividade da enzima, maior será o halo de inibição. Sob algumas condições de testes, o índice de produção da enzima pode ser tão baixo e a quantidade produzida tão pequena que não se forma o halo de inibição. A presença do halo, contudo, não indica necessariamente que o microrganismo seja sensível à terapêutica sob condições de infecção.

3. *Densidade do inóculo* – O tamanho do inóculo é de suma importância e necessita ser igual em todos os testes. Geralmente, um aumento de 10 vezes no número de bactérias inoculadas tem efeitos pronunciados nos diâmetros dos halos de inibição. Em geral, quanto maior o inóculo bacteriano, mais baixa é a sensibilidade aparente do microrganismo. As grandes populações bacterianas são menos rápidas e completamente inibidas em relação às pequenas. Além disso, a probabilidade de emergência de um mutante resistente é muito maior nas grandes populações.

4. *Concentração de antibiótico no disco* – A padronização de testes de sensibilidade do disco in-

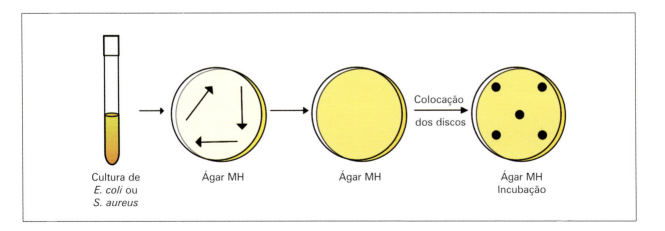

Figura 27.1 Esquema do antibiograma.

clui a seleção de concentração-padrão do disco para cada antibiótico. A concentração de um disco significa simplesmente a quantidade de antibiótico contida nele; não é relacionada ao volume. Assim, a concentração do disco não está de modo algum relacionada às concentrações séricas ou urinárias, as quais são expressas em microgramas. A concentração-padrão de antibiótico selecionada para um disco deve ser a quantidade que produza um halo mensurável de inibição para os microrganismos nos limites mais baixos da sensibilidade clínica ao agente microbiano. Isto é, o conteúdo de antibiótico no disco deve ter uma quantidade que produza halos de inibição de tamanho moderado com as amostras bacterianas isoladas sensíveis e halos pequenos ou ausência de halos com as amostras bacterianas isoladas resistentes.

5. *Difusibilidade do antibiótico* – Alguns antibióticos, tais como a vancomicina e a colistina, não se difundem rapidamente a partir do disco no meio ágar. Por essa razão, os diâmetros dos halos com esses antibióticos serão extremamente pequenos, mesmo que os microrganismos testados sejam sensíveis. Assim, o tamanho do halo sozinho não é uma medida quantitativa da atividade do antibiótico, de maneira que é errôneo pensar que, quanto maior o halo, mais potente é o antibiótico. Por essa razão, comparações diretas dos diâmetros dos halos produzidos por antibióticos não-relacionados são falsas e não devem ser realizadas.

6. *Estabilidade e ação de antibióticos e quimioterápicos* – Na maioria dos casos, o diâmetro do halo de inibição para um microrganismo sensível é dependente da constante de difusão do antibiótico, e, uma vez ocorrida a inibição das bactérias, o diâmetro não muda significativamente durante a incubação. Contudo, outros fatores podem estar em jogo no caso de alguns antibióticos mudarem drasticamente o aspecto do halo. Por exemplo, os microrganismos proliferam por muitas gerações antes de serem ini-

bidos pelas sulfas, e esse leve crescimento é responsável pela opacidade existente no halo de inibição que circunda os discos de sulfa. O crescimento de colônias dentro do halo de inibição produz colônias-satélites.

Colônias-satélites no halo de inibição podem ser devidas a microrganismos resistentes, mas nem sempre é essa a causa. Elas podem ocorrer se o antibiótico não for estável durante a incubação. A cefalotina e a ampicilina, por exemplo, são sujeitas à hidrólise durante a incubação a 37ºC, e, se a concentração do antibiótico diminuir consideravelmente durante a fase inicial do período de incubação, alguns microrganismos podem sobreviver e se desenvolver em colônias.

7. *Período de incubação das placas* – Em muitos casos, os microrganismos não são mortos, mas apenas inibidos por uma exposição curta aos antimicrobianos. Quanto maior o período de incubação, maior é a chance de aparecimento de mutantes resistentes ou de os membros menos sensíveis da população microbiana começarem a se multiplicar, à medida que a droga deteriora.

RESULTADOS E INTERPRETAÇÃO

RESULTADOS

Leia a placa após incubação de 24 horas. Se forem necessários resultados rápidos, faça uma leitura após seis horas de incubação e uma releitura para confirmar os resultados após 24 horas.

O crescimento bacteriano sobre a placa deve ser contínuo. Se apenas colônias isoladas estiverem presentes, o inóculo demonstrará ter estado muito diluído e o teste deve ser repetido.

A leitura das placas (após semeadura e deposição dos discos de antibióticos) é feita após o período de incubação. Os halos de inibição (região clara ao redor dos discos) devem ter os seus raios medidos em milímetros com o auxílio de uma régua comum

Capítulo 27   *Sensibilidade microbiana aos antibióticos in vitro (antibiograma)*

141

ou de um paquímetro. Normalmente, as zonas no ágar serão bem distintos e os halos bem separados ao redor de cada disco de antibiótico. Fenômenos de sinergismo (halos germinados – efeito sinérgico), resultados do antibiograma, com relação a organismos móveis (gênero *Proteus*, conhecidos como invasores) e presença de colônias bem definidas dentro da zona de inibição (colônias mutantes resistentes), deverão ser reavaliados e, se possível, testados separadamente.

A bactéria utilizada deve ser *E. coli* ou *S. aureus*.

INTERPRETAÇÃO

Deve-se interpretar a sensibilidade de microrganismos a agentes antimicrobianos de acordo com os dados de tabelas de uso corrente na terapêutica clínica, que são indicadas para interpretação dos halos de inibição que surgem a partir da técnica para realização do teste de difusão padronizado pela Food and drug administration (FDA).

Para servir como orientação terapêutica, os testes *in vitro* devem predizer a provável eficácia *in vivo* dos agentes antimicrobianos. A variação do tamanho dos halos para fins de previsão é o resultado da correlação dos diâmetros dos halos com os valores da CIM à luz da experiência clínica com o antibiótico. Para propósito de interpretação, é conveniente dividir os tamanhos dos halos em duas categorias principais: **resistentes** e **sensíveis**. A segunda categoria subdivide-se em **sensibilidade intermediária** e **sensível**. Cada categoria caracteriza-se da seguinte maneira:

* Resistentes: não é provável que as bactérias respondam à terapêutica com o antibiótico.
* Sensíveis: as bactérias são sensíveis a doses comuns.
* Sensibilidade intermediária: as bactérias são sensíveis à terapêutica de infecções quando o antibiótico se concentra na urina ou nos tecidos, mesmo com esquemas usuais de doses, ou o microrganismo é sensível à terapêutica de infecções sistêmicas

no caso de altas doses do antibiótico poderem ser administradas com segurança (Quadro 27.1).

OBSERVAÇÃO

Mantenha um estoque de culturas de microrganismos. Teste esses microrganismos de referência regularmente, pelo método que foi descrito, usando discos de antibióticos representativos daqueles a serem empregados no teste de isolados clínicos.

Comparações de resultados para os microrganismos-controle de teste para teste oferecem uma verificação da reprodutibilidade do processo do teste e da credibilidade dos discos-teste.

LIMITAÇÕES DO MÉTODO

O método de interpretação descrito aqui refere-se a patógenos de crescimento rápido e não deve ser aplicado a microrganismos de crescimento lento, para os quais os critérios dos diâmetros dos halos não são apropriados.

Quadro 27.1

Resultados dos testes de sensibilidade antimicrobiana aos antibióticos testados

Antimicrobiano	Diâmetro do halo (mm)	Interpretação

Atividades

1. O que é antibiograma e para qual microrganismo é indicado?

2. Quando não há necessidade do antibiograma?

3. Qual é o número de drogas a serem testadas?

4. Quais são os métodos disponíveis para se fazer um antibiograma?

5. Descreva sucintamente as etapas da técnica de difusão padronizada pela FDA.

6. Registre no protocolo de desenho as preparações observadas.

Capítulo 27   *Sensibilidade microbiana aos antibióticos in vitro (antibiograma)*

Protocolo de desenho

Lâmina 1

Aumento =

Lâmina 2

Aumento =

Lâmina 3

Aumento =

Capítulo 28

Esterilização, desinfecção e anti-sepsia na rotina microbiológica

objetivos

- Definir esterilização, desinfecção e anti-sepsia.
- Reconhecer agentes bactericidas e bacteriostáticos.
- Entender a diferença fundamental existente entre os mecanismos de ação microbiostática e microbicida.
- Saber sobre a interferência de fatores externos na ação dos agentes físicos e químicos.

Esterilização é o processo de inativação total, por meio de agentes físicos e químicos, de todas as formas de vida quanto à sua capacidade reprodutiva, o que não significa, necessariamente, a destruição de todas as suas enzimas, produtos metabólicos, toxinas, etc.

Desinfecção consiste na inativação ou redução dos microrganismos presentes em um material inanimado. A desinfecção não implica a eliminação de todos os microrganismos viáveis, porém elimina a potencialidade infecciosa do objeto, da superfície ou do local tratado.

Anti-sepsia é um processo semelhante à desinfecção, com a diferença de que está relacionada com substâncias aplicadas ao organismo humano.

Há certos princípios básicos que devem ser lembrados e que são aplicáveis a todos os métodos de controle de microrganismos. Em primeiro lugar, o agente deve afetar diretamente os microrganismos. O contato do agente com o microrganismo é facilitado pela limpeza da superfície, do local ou do objeto a ser tratado.

Os processos de esterilização, desinfecção e anti-sepsia não são instantâneos, sendo necessário permitir a ação do agente escolhido pelo tempo adequado. Influem no tempo de ação diversos fatores, tais como o número e a natureza dos microrganismos presentes, o tipo de agente selecionado, a temperatura, etc.

O controle da multiplicação bacteriana se dá por duas maneiras: **inibição** e **morte**. No primeiro caso, os agentes utilizados têm a capacidade de inibir a multiplicação dos microrganismos, determinando o bloqueio de uma função fisiológica (ou de um conjunto de funções). No segundo caso, a ação do agente determina a perda irreversível da capacidade de reprodução. Essa é a diferença fundamental entre os mecanismos de ação microbiostática e microbicida, respectivamente. A microbiostase pode ser definida, portanto, como a condição na qual o microrganismo está vivo, mas não se multiplica. O agente determina um bloqueio metabólico suficiente para impedir a sua multiplicação, sem, contudo, lesá-lo irreversivelmente. O efeito microbicida, por sua vez, é compreendido como a morte do organismo. Um fato importante é que a microbiostase é perfeitamente reversível, desde que a inibição verificada não tenha sido prolongada a ponto de as células irem morrendo gradativamente. Pode-se, então, comparar, a grosso modo, a microbiostase à morte lenta, enquanto o efeito microbicida é rápido.

Os agentes utilizados no controle da multiplicação bacteriana podem ser físicos ou químicos, como mostram as Figuras 28.1 e 28.2.

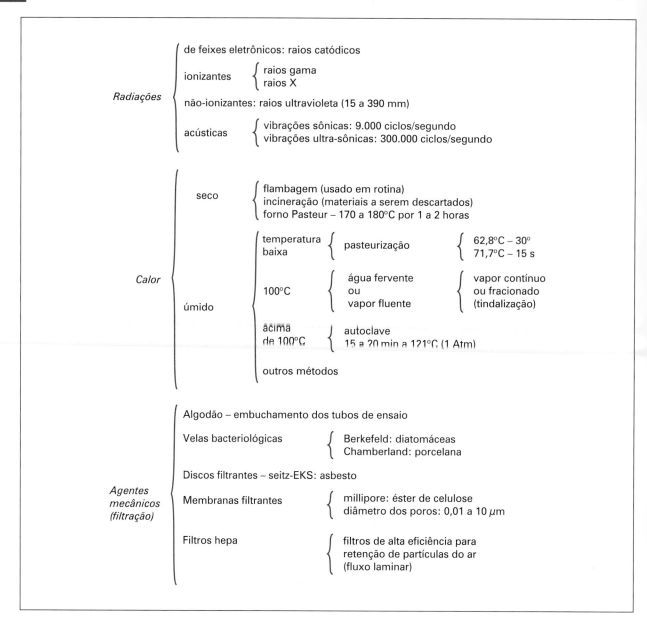

Figura 28.1 Agentes físicos.

ESTERILIZAÇÃO NA PRÁTICA ODONTOLÓGICA

Na prática odontológica, o cirurgião-dentista usa em seu consultório um número muito grande de materiais (instrumentos e aparelhos) que, quando contaminados com sangue e/ou saliva, devem ser obrigatoriamente esterilizados. No consultório odontológico, os instrumentais geralmente são submetidos à ação do calor seco (estufa) ou úmido (autoclave), o qual deve ser empregado corretamente para que possa representar um efetivo processo de esterilização. Caso o

Capítulo 28   *Esterilização, desinfecção e anti-sepsia na rotina microbiológica*

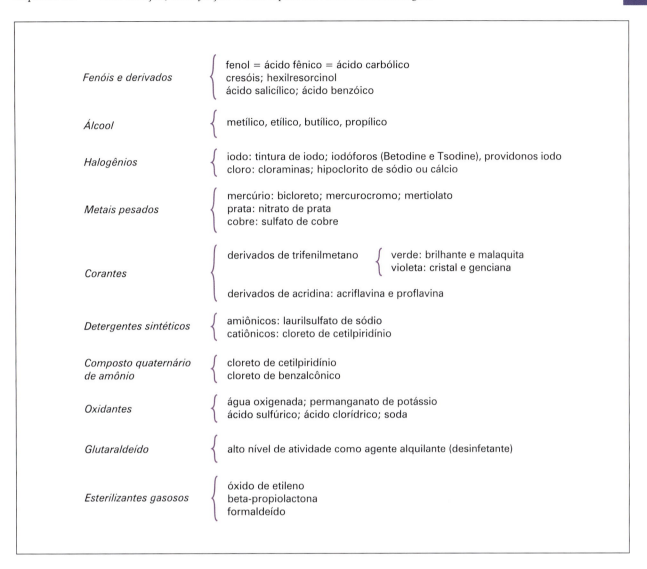

Figura 28.2 Agentes químicos.

procedimento de esterilização não seja realizado corretamente, o material poderá representar fator de ocorrência de infecção cruzada. O uso de agentes químicos não deve ser descartado, podendo estar presente na rotina de desinfecção e esterilização de material contaminado. Os agentes químicos variam em relação a toxicidade seletiva: alguns não apresentam toxicidade seletiva e outros a apresentam em diferentes graus.

Nos últimos anos, o cirurgião-dentista conta com uma variedade muito grande de materiais descartáveis de uso rotineiro na prática odontológica, esterilizados por meio de agentes físicos, como radiações de feixes eletrônicos (raios catódicos) e radiações ionizantes (raios ultravioleta), facilitando a atividade do profissional na área.

Atividades

1. Descreva sucintamente os conceitos de esterilização, desinfecção e anti-sepsia.

2. Como se dá o controle da multiplicação bacteriana?

3. Qual é a diferença entre os mecanismos de ação microbiostática e os de ação microbicida?

4. Cite os agentes físicos e químicos utilizados no controle da multiplicação bacteriana.

5. A que tipo de esterilização os instrumentos odontológicos costumam ser submetidos?

Capítulo 29

Efeitos do calor sobre o crescimento de microrganismos

objetivos

- Observar o efeito do calor sobre os microrganismos.
- Demonstrar que alguns microrganismos são mais resistentes ao calor que outros.

Os microrganismos são suscetíveis ao efeito do calor (seco ou úmido). Mecanismos de desnaturação das proteínas celulares (enzimas) e de oxidação dos componentes celulares são efeitos, respectivamente, dos processos de ação do calor úmido e do seco. A resistência ao calor pode ser corroborada pela diminuição da umidade da preparação.

MATERIAL

- Cultura em tubo dos seguintes microrganismos:
  - *Bacillus stearothermophilus*
  - *Staphylococcus aureus*
  - *Candida albicans*
  - *Escherichia coli*
- Placa de Petri contendo ágar-nutriente (Müller-Hinton)
- Alça de platina
- Pinça de madeira
- Material para aquecimento dos tubos
- Lápis para vidro, etc.

EXPERIÊNCIA 1

EXPERIMENTO DA AÇÃO FERVENTE SOBRE MICRORGANISMOS

- Dividir o fundo da placa de Petri contendo ágar-nutriente em quatro partes, identificar (nome e número) e marcar (0, 5, 10 e 20 minutos), como mostra a Figura 29.1.
- Semear com a alça de platina o microrganismo do tubo no local correspondente ao tempo zero na placa.
- Colocar o tubo em banho-maria fervente durante 5 minutos, retirá-lo e semear o microrganismo com a alça de platina no local correspondente ao tempo 5 na placa.
- Colocar novamente o tubo em banho-maria, aguardar mais 5 minutos, retirá-lo e semear o microrganismo com a alça de platina no local correspondente ao tempo da placa.

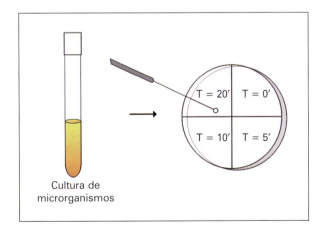

Figura 29.1 Esquema do teste da ação fervente sobre microrganismos.

- Repetir a operação, deixando o tubo em banho-maria fervente por mais 10 minutos, retirá-lo e semear o microrganismo com a alça de platina no local correspondente ao tempo 20 na placa.

RESULTADOS

Observar, com relação a cada microrganismo, onde ocorreu crescimento nas partes da placa de Petri após a semeadura e preencher o Quadro 29.1.

INTERPRETAÇÃO

Discutir, com base nos resultados do experimento, a ação do calor sobre os microrganismos em relação ao tempo de exposição, à intensidade, ao método de calor e ao tipo de microrganismo.

EXPERIÊNCIA 2

TESTE DA AÇÃO DO CALOR ÚMIDO DE VAPOR SOB PRESSÃO (AUTOCLAVE)

Inocular assepticamente uma suspensão de *E. coli* em caldo nutritivo e colocá-la no interior de uma autoclave à temperatura de 121°C por 15 a 20 minutos. Realizar o mesmo procedimento com uma suspensão de *Bacillus* spp., como mostra a Figura 29.2.

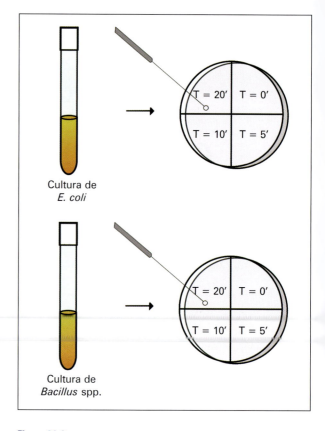

Figura 29.2 Esquema do teste do calor úmido (autoclave).

RESULTADOS

Com base nos resultados obtidos no experimento, preencher o Quadro 29.2.

Quadro 29.1
Resultados do teste da ação fervente sobre microrganismos

Microrganismo	0'	5'	10'	20'

Quadro 29.2
Resultados da ação do calor úmido de vapor sob pressão

Microrganismo	Tempo de exposição em vapor sob pressão
E. coli	
Bacillus spp.	

Capítulo 29   *Efeitos do calor sobre o crescimento de microrganismos*

Atividades

1. Qual é o resultado da ação fervente sobre microrganismos?

2. O que resulta da ação do calor úmido sobre os microrganismos?

3. No experimento da ação fervente, em quantas placas ocorreu o crescimento de cada microrganismo nos tempos estudados? Qual é o percentual de crescimento de cada microrganismo?

4. Qual dos microrganismos testados mostrou-se mais resistente ao calor? Por quê?

5. Qual é o microrganismo mais sensível ao calor?

6. Qual é a diferença (entre os microrganismos testados) em relação aos dois experimentos?

7. Registre no protocolo de desenho as preparações observadas.

Protocolo de desenho

Lâmina 1

Aumento =

Lâmina 2

Aumento =

Lâmina 3

Aumento =

Capítulo 30

Efeitos de desinfetantes e/ou anti-sépticos sobre microrganismos *in vitro*

objetivos

■ Entender a ação de desinfetantes sobre os microrganismos.
■ Conhecer a ação de anti-sépticos sobre a microbiota normal da pele.

A ação de desinfetantes sobre microrganismos deve ser vista com cuidado, pois trata-se de uma esterilização parcial, não eliminando formas esporuladas. Os desinfetantes são usados normalmente em superfícies, instrumentos, pisos, aparelhos, etc., isto é, fômites em geral, comportando-se como venenos protoplasmáticos, que:

a) demonstram ação na membrana (perda de ácido nucléico e potássio), funcionando dessa forma compostos quaternários de amônia, fenóis, álcoois e clorexidina;
b) atuam bloqueando a saída de componentes celulares (formação da membrana), como glutaraldeído e formaldeído; e
c) atuam como oxidantes celulares (oxidação), como compostos à base de cloro (hipoclorito) e iodo (iodóforos).

Normalmente, desinfetantes e anti-sépticos se confundem, no entanto os anti-sépticos são substâncias aplicadas ao organismo humano, como água oxigenada, álcool a 70%, álcool iodado, permanganato de potássio, sabões, etc.

ATIVIDADE EXPERIMENTAL

EFEITO DA AÇÃO DE DESINFETANTES SOBRE O CRESCIMENTO BACTERIANO

Material

- Tubo contendo cultura em meio líquido (5 mL) dos seguintes microrganismos:
  - *Escherichia coli*
  - *Candida albicans*
  - *Bacillus stearothermophilus*
  - *Staphylococcus aureus*
- Tubo contendo 5 mL de solução salina esterilizada
- Três tubos contendo desinfetante previamente diluído (1 mL de desinfetante para 4 mL de água destilada esterilizada); utilizar três tipos diferentes de desinfetante (clorexidina, álcool a 70%, hipoclorito, glutaraldeído, etc.)
- Placa de Petri contendo ágar-nutriente (Müller-Hinton)
- Alça de platina
- Pipeta de 1 mL
- Lápis para vidro

Método

- Pipetar 0,5 mL do microrganismo a ser utilizado e transferir para o tubo contendo solução salina e para os três outros tubos contendo os diferentes desinfetantes.
- Aguardar 15 minutos.
- Dividir o fundo da placa contendo ágar-nutriente com lápis para vidro, marcando o espaço da solução salina e o espaço de cada desinfetante.
- Semear os microrganismos com alça de platina a partir dos tubos com desinfetante e do tubo com solução salina para os locais correspondentes da placa.
- Incubar a 37°C durante 48 horas.
- Na placa semeada, observar o crescimento nas partes correspondentes à ação de cada desinfetante e contar o número de colônias (quando possível), como mostra a Figura 30.1.

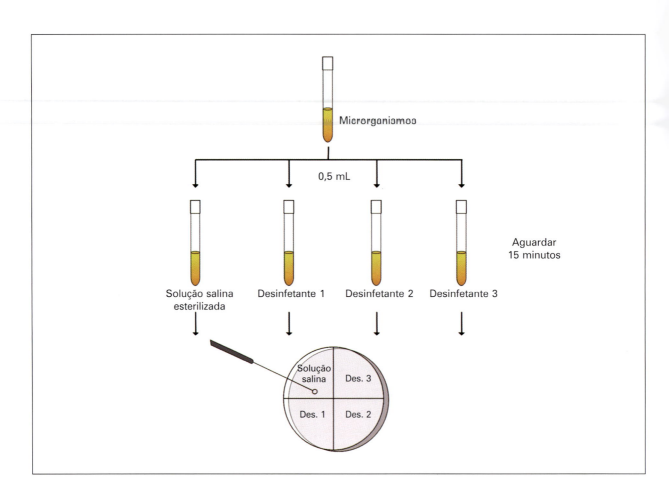

Figura 30.1 Esquema da ação de desinfetantes sobre microrganismos.

Capítulo 30   *Efeitos de desinfetantes e/ou anti-sépticos sobre microrganismos in vitro*

Atividades

1. O que significa desinfetante e desinfecção?

2. Como se dá a ação de desinfetantes sobre microrganismos?

3. Qual é a ação dos desinfetantes utilizados sobre os microrganismos testados? Construa uma tabela exemplificando os resultados.

4. Quais microrganismos foram resistentes e quais foram sensíveis aos desinfetantes?

5. Como se interpreta a atividade da ação de desinfetantes sobre o crescimento bacteriano?

6. Registre no protocolo de desenho as preparações observadas.

Protocolo de desenho

Lâmina 1

Aumento =

Lâmina 2

Aumento =

Lâmina 3

Aumento =

Capítulo 31

Microbiota normal da pele

objetivos

- Detectar a presença de microrganismos existentes na pele por meio da anti-sepsia de mãos.
- Entender o processo da lavagem das mãos e o fenômeno de redução da microbiota da pele por meio do experimento de Price.

Semmelweis, em 1847, já se preocupava com a cirurgia anti-séptica, convicto de que as mãos, particularmente, são locais em que há micróbios infectantes. Orientado por essa idéia, ele exigiu dos estudantes a desinfecção das mãos com hipoclorito e, com essa simples medida, fez baixar a mortalidade por infecção puerperal consideravelmente, demonstrando que as mãos constituem um dos elos mais importantes na cadeia de infecção cruzada.

Com base nessas considerações, tem-se como rotina na atividade odontológica reduzir a quantidade de microrganismos constituintes da microbiota normal da pele. Além disso, possíveis microrganismos patogênicos devem ser eliminados, particularmente aqueles presentes nas mãos.

EXPERIMENTO DE PRICE

AULA 01

Material

- Placa de ágar-sangue
- Alça de platina
- Lápis dermográfico
- Três *swabs* esterilizados em tubo
- Tubo contendo 10 mL de solução salina esterilizada

- Frasco contendo detergente
- Frasco contendo álcooliodado

Método

- Dividir o fundo da placa de Petri contendo ágar-sangue em três partes com lápis para vidro e identificá-las com as inscrições "mãos sem lavar", "mãos lavadas" e "anti-sepsia de mãos".
- Retirar um *swab* do tubo, com assepsia, umedecê-lo em solução salina esterilizada e esfregá-lo sobre a pele da palma da mão; a seguir, semear 1/3 da placa de ágar-sangue com o *swab*, no local com a inscrição "mãos sem lavar".
- Lavar as mãos com detergente (sabão), vigorosamente, em todas as superfícies, durante cinco minutos (devem-se utilizar escovas); a seguir, pegar outro *swab*, umedecê-lo em solução salina esterilizada e esfregá-lo na pele das mãos; em seguida, semear 1/3 da placa, no local com a inscrição "mãos lavadas".
- Desinfetar as mãos pré-lavadas (cinco minutos com sabão) com álcool iodado (durante um minuto); a seguir, utilizando outro *swab* estéril, umedecido em solução salina esterilizada, esfregar nas palmas das mãos lavadas e submetidas à anti-sepsia e semear a terceira parte do meio de cultura, em que há a inscrição "anti-sepsia de mãos" (Figura 31.1).

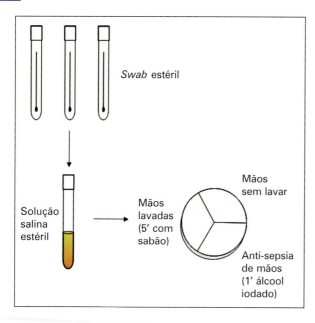

Figura 31.1 Procedimentos microbiológicos da detecção de microrganismos da pele.

FUNDAMENTOS DE PRICE

Em pesquisas bacteriológicas cuidadosas, Price verificou a eficiência do método de desinfecção das mãos geralmente usado por cirurgiões, chegando às seguintes conclusões, de grande interesse prático:

- Escovar as mãos com água e sabão reduz a microbiota bacteriana em 50% a cada seis minutos; pode-se calcular, conhecido o número de microrganismos preexistentes nas mãos, que seria necessário escová-las durante duas a três horas para obter uma desinfecção (anti-sepsia) satisfatória.
- Álcool a 70% e, melhor ainda, álcool iodado a 2% mostram-se de grande eficácia, produzindo em um minuto o mesmo efeito que a água e o sabão em seis a dez minutos.
- Quando se esfrega o álcool com pano áspero, o efeito desinfetante é melhor do que com a simples imersão.

PROCEDIMENTOS PARA A ANTI-SEPSIA DAS MÃOS NA PRÁTICA ODONTOLÓGICA

- Remover todas as jóias e os adornos.
- Molhar completamente as mãos e os antebraços, ensaboando-os em seguida com sabão líquido.
- Escovar, em toda a sua extensão, mãos, unhas e antebraços, com uma escova adequada, acionada em movimentos rotatórios durante três minutos. Escovar tanto a face palmar como a dorsal de cada mão, bem como as quatro superfícies de cada um dos dedos, as áreas interdigitais, os pulsos e os antebraços.
- Lavar profusamente em água.
- Repetir o ensaboamento e a lavagem por mais duas vezes, sem usar escova.
- Enxugar, com toalha de papel branca, primeiro as mãos e depois os antebraços.

NOTA: Após esses procedimentos, devem-se colocar luvas estéreis. Preliminarmente à colocação das luvas para os procedimentos clínicos, pode-se lavar as mãos com álcool iodado a 2%.

AULA 02

Material

- Placa de ágar-sangue semeada na aula 01
- Lâminas de microscopia
- Bateria de coloração de Gram
- Alça de platina
- Microscópio, óleo para microscopia, papel absorvente

RESULTADOS E INTERPRETAÇÃO

- Observar o crescimento de colônias nas três partes da placa.
- Fazer esfregaços de três a quatro colônias diferentes, corar por Gram e observar em imersão (registrar no protocolo de desenho).

Capítulo 31   *Microbiota normal da pele*

159

Atividades

1. Defina anti-sépticos.

2. Como se comportam os produtos químicos usados como anti-sépticos?

3. Escreva os resultados obtidos no experimento de Price.

Parte da placa de ágar-sangue / Densidade microbiana	Mãos sem lavar	Mãos lavadas	Anti-sepsia de mãos
Sem crescimento			
Crescimento reduzido			
Crescimento elevado			

4. Quais são os resultados obtidos por meio do exeprimento de Price? Conpare com os resultados obtidos.

5. Com base no experimento de Price, qual é a importância dos processos de anti-sepsia das mãos na prática odontológica?

6. Registre no protocolo de desenho as preparações observadas.

Protocolo de desenho

Lâmina 1

Aumento =

Lâmina 2

Aumento =

Lâmina 3

Aumento =

Capítulo 32

Microbiota normal do trato respiratório superior

objetivos

- Detectar a presença de microrganismos no trato respiratório superior.
- Observar formas coloniais que crescem na placa de ágar-sangue e possíveis alterações no meio (hemólise).
- Correlacionar as características culturais com a morfologia observada nos esfregaços corados por Gram.

O trato respiratório superior (TRS) estende-se da laringe às narinas e inclui a orofaringe e a nasofaringe, além das cavidades de comunicação, os seios da face e o ouvido médio. Infecções como faringite, amigdalite, nasofaringite, otite média, sinusite e epiglotite afetam partes dessa região.

Particularmente em relação à faringe, a flora normal inclui uma grande quantidade de espécies. Entre essas encontram-se principalmente estreptococos viridans (alfa-hemolíticos), pneumococos, neissérias (não-patogênicas), *B. catarrhalis*, estafilococos (*S. aureus*, *S. epidermidis*), difteróides, *Haemophilus* spp., leveduras (*Candida* spp.), vários cocos anaeróbios gram-positivos e bastonetes gram-negativos anaeróbios estritos, espiroquetas e formas filamentosas.

A pesquisa de amostras microbianas do TRS é de grande importância auxiliar no diagnóstico diferencial de enfermidades dessa região. A detecção de um ou mais patógenos, como pneumococos e estreptococos, pode facilitar o tratamento do paciente. Se a busca der resultado negativo, o médico deve investigar outras causas, como, por exemplo, agentes virais.

AULA 01

MATERIAL

- Um *swab* e uma espátula de madeira para abaixamento de língua esterilizados
- Lâmina de microscopia
- Bateria para coloração de Gram
- Placa de Petri contendo ágar-sangue
- Microscópio, óleo para microscopia, papel absorvente

MÉTODO

- Coletar microrganismos (amostra) com um *swab* estéril, comprimindo a língua com a espátula, para que a garganta fique adequadamente exposta e iluminada; passar o *swab* sobre cada área amigdaliana e sobre a faringe posterior; evitar contaminação do *swab* com bactérias da língua e dos lábios.

Microscopia de luz em microbiologia: morfologia bacteriana e fúngica

- Semear a superfície da placa contendo ágar-sangue com o *swab*; a placa deve ser incubada por 24 a 48 horas em tensão de CO_2 (método de vela).
- Fazer um esfregaço passando o mesmo *swab* que foi usado para a semeadura diretamente sobre a lâmina; fixar, corar por Gram e observar em imersão.

AULA 02

MATERIAL

- Placa de Petri com ágar-sangue semeado com material de garganta na aula 01
- Lâminas de microscopia

- Tubo contendo 5 mL de solução salina esterilizada
- Microscópio, óleo para microscopia, papel absorvente
- Bateria para a coloração de Gram

RESULTADOS E INTERPRETAÇÃO

- Descrever a morfologia das colônias e procurar identificá-las. Observar quais tipos de colônias predominam. Verificar presença e/ou ausência de hemólise no ágar-sangue.
- Marcar três ou quatro tipos de colônias observadas e fazer seus esfregaços, fixar pelo calor e corar por Gram. Observar ao microscópio.

Atividades

1. Qual é a importância da coleta de amostra da garganta e quais são os principais microrganismos patogênicos que podem ser encontrados nessa região do organismo humano?

2. O que dever ser feito se a bacterioscopia for negativa?

3. O que revela a presença de hemólise em ágar-sangue?

4. Registre no protocolo de desenho os microrganismos observados nos esfregaços.

Capítulo 32   *Microbiota normal do trato respiratório superior*

Protocolo de desenho

Lâmina 1

Aumento =

Lâmina 2

Aumento =

Lâmina 3

Aumento =

Capítulo 33

Bacterioscopia dos nichos da cavidade bucal de humanos

objetivos

- Conhecer parte da microbiota bucal.
- Visualizar microscopicamente os diversos tipos morfológicos de amostras colhidas de vários ecossistemas bucais.

As bactérias da cavidade oral humana foram os primeiros microrganismos descritos para uma sociedade científica. A cavidade oral humana hospeda grande quantidade e variedade de microrganismos, já que, nessa região, são encontradas condições favoráveis com relação às exigências nutritivas, respiratórias e de aderência necessárias à colonização de organismos. Atualmente, mais de 1.000 espécies bacterianas já foram isoladas e identificadas nesse sítio do nosso organismo.

A microbiota presente nas diferentes áreas da cavidade bucal permite a instalação de verdadeiros nichos ecológicos microbianos na mucosa das bochechas, no dorso da língua, no sulco gengival e na superfície coronária dos dentes (placa dental). Algumas espécies microbianas são encontradas constantemente nessas áreas em concentrações superiores a 1% do total, constituindo a "microbiota indígena". Aquelas espécies que são encontradas em concentrações menores constituem a "microbiota suplementar", enquanto os microrganismos que são transitórios (apenas de passagem) compõem a "microbiota transitória".

ECOSSISTEMAS BUCAIS

BIOFILME

O biofilme pode ser definido como agregados bacterianos que ocorrem sobre os dentes ou sobre outras estruturas sólidas orais. O biofilme é constituí-

do de 70 a 80% de microrganismos, proteínas salivares, células epiteliais descamadas, leucócitos, restos alimentares, pigmentos, enzimas e sais minerais. A placa bacteriana (biofilme) possui estrutura de um tecido, já que consiste em células, material intercelular e fluido tecidual (saliva e fluido gengival).

EXPERIMENTO

MATERIAL

- Palito de dente ou materiais odontológicos de exploração esterilizados (curetas e/ou sondas).
- Solução salina esterilizada.
- Pipetas esterilizadas e/ou micropipetas.
- Lâminas de microscopia.
- Duas lâminas esterilizadas dentro da placa de Petri.
- Bateria de coloração de Gram.
- Bateria de coloração de Ryu.
- Tubos de ensaio estéreis.
- Microscópio, óleo para microscopia e papel absorvente.

DELINEAMENTO

Biofilme (coleta)

Raspar a superfície bucal dos molares inferiores e a superfície lingual dos incisivos inferiores com uma cureta McCall esterilizada. Evitar que o instrumento toque a superfície gengival. O material deve ser coletado em lâmina de microscopia contendo uma gota de solução salina. Procurar fazer um esfregaço fino e homogêneo. Esperar secar, fixar pela chama e corar por Gram.

Resultados

Observar os tipos microbianos mais freqüentes no biofilme: cocos gram-positivos; bacilos gram-positivos longos e curtos, pleomórficos; bacilos gram-negativos com extremidades afiladas ou curtos com extremidades arredondadas; vibrios; diplococos gram-negativos, etc.

Sulco gengival (coleta)

Remover a placa bacteriana coronária com um *swab* esterilizado. A seguir, com o auxílio de uma cureta de periodontia, coletar material do sulco gengival, colocando-o sobre uma lâmina de microscopia contendo uma gota de solução salina. Homogeneizar, procurando fazer um esfregaço fino. Fazer dois esfregaços e esperar secar. Um esfregaço deve ser fixado pela chama (Gram), e o outro, pela formalina (Ryu). Corar um esfregaço pelo método de Gram e o outro pelo método de Ryu.

Resultados

- **Coloração de Gram:** observar os tipos microbianos mais freqüentes na placa dental: cocos gram-positivos; bacilos gram-positivos longos e curtos, pleomórficos; bacilos gram-negativos com extremidades afiladas ou curtos com extremidades arredondadas; diplococos gram-negativos, etc.

- **Coloração de Ryu:** observar espiroquetas coradas intensamente em vermelho.

Dorso da língua (coleta)

Com o bordo de uma lâmina de microscopia esterilizada (dentro de uma placa de Petri), raspar delicadamente o dorso da língua. A seguir, fazer um esfregaço fino e homogêneo, com a própria lâmina, sobre uma outra lâmina, de maneira semelhante ao método usado na hematologia. Esperar secar, fixar pela chama e corar por Gram.

Resultados

Observar morfologia e colorações dos microrganismos presentes. Observar células de descamação epitelial, inclusive com bactérias aderidas a elas. Geralmente, ocorre predominância de cocos gram-positivos.

Saliva (coleta)

Coletar 1 a 2 mL de saliva sem estimulação, colocar uma gota sobre uma lâmina de microscopia e fazer um esfregaço fino e homogêneo com a própria ponta da pipeta. Esperar secar, fixar pela chama, corar por Gram e observar em imersão.

Resultados

Observar a morfologia de bactérias e células de descamação epitelial. A amostragem revela um reservatório de microrganismos provenientes de outros ecossistemas.

Capítulo 33   *Bacterioscopia dos nichos da cavidade bucal de humanos*

Atividades

1. Quais são os tipos microbianos mais freqüentes nos diversos ecossistemas bucais estudados? Descreva os diversos tipos morfológicos.

_____

_____

_____

_____

2. Registre os microrganismos observados no protocolo de desenho.

Protocolo de desenho

Lâmina 1

Aumento =

Lâmina 2

Aumento =

Lâmina 3

Aumento =

Capítulo 34

Contagem total de microrganismos (UFC/mL)

objetivos

- Contar bactérias viáveis a partir de colônias de microrganismos.
- Aprender sobre diluições seriadas e sobre seu uso na contagem de células microbianas.
- Entender o significado do conceito de UFC/mL.

A cultura de bactérias da cavidade bucal tem como objetivos o estudo da composição da microbiota residente nesse ecossistema e a contagem aproximada do número de microrganismos presentes, por meio do conceito de unidade formadora de colônias por mL (UFC/mL).

AULA 01

MATERIAL

- Tubos esterilizados
- Solução fisiológica esterilizada
- Meios de cultura (ágar-sangue e Müller-Hinton)
- Micropipetas ou pipetas esterilizadas
- Alça de Drigalski esterilizada

DELINEAMENTO

a) Amostra:
  - Coletar 2 mL de saliva, sem estimulação, em um tubo esterilizado.
b) Diluição da amostra (diluição seriada):
  - Com o auxílio de uma pipeta esterilizada, transferir 0,5 mL da saliva pura para um tubo contendo 4,5 mL de solução fisiológica esterilizada (tubo 2); agitar para diluir corretamente, homogeneizando (diluição 10^{-1}).
  - Com outra pipeta esterilizada, transferir 0,5 mL do tubo 2 para o outro tubo contendo 4,5 mL de

solução fisiológica esterilizada (tubo 3) e agitar conforme descrito anteriormente.
  - E assim sucessivamente, tubo 3 → 4 → 5, agitando; dispensar 0,5 mL do tubo final; assim, haverá as seguintes diluições: tubo 3 – 10^{-2}, tubo 4 – 10^{-3} e tubo 5 – 10^{-4}.
c) Inóculo das diluições em meio específico:
  - Identificar quatro placas Müller-Hinton ou ágar-sangue, marcando 2, 3, 4 e 5 e respectivas diluições.
  - A partir do tubo 2, transferir 0,25 mL (250 μl) com uma micropipeta esterilizada para a superfície do meio (placa 2).
  - Realizar o mesmo procedimento sucessivamente, até o tubo 5.
  - Com a espátula de Drigalski esterilizada, distribuir os inóculos pela superfície dos meios de cultura, começando pelo tubo 2 até o tubo 5 (mais diluído).
  - Incubar a 37°C durante 48 horas em anaerobiose (10% de CO_2) ou em microaerofilia – método de vela (Figura 34.1).

AULA 02

MATERIAL

- Placas de meios de cultura semeadas na aula 01
- Lâminas de microscopia
- Bateria de coloração de Gram

Microscopia de luz em microbiologia: morfologia bacteriana e fúngica

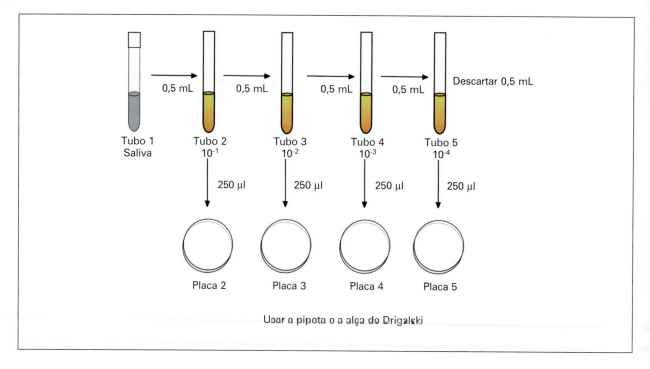

Figura 34.1 Esquema da diluição seriada e inóculo da amostra.

- Alça de platina
- Microscópio, óleo para microscopia e papel absorvente

DELINEAMENTO

- Observar o crescimento de microrganismos nas placas semeadas na aula 01.
- Escolher, nas diluições, a placa de cultura que contenha aproximadamente 30 a 300 colônias.
- Contar o número de colônias da placa escolhida.
- Calcular o número de unidades formadoras de colônias (UFC/mL) da amostra, usando o cálculo a seguir:

Número de UFC/mL da amostra = Número de colônias da placa X Inóculo (converter X Diluição para mL)

Exemplo de cálculo para o tubo 4:
UFC/mL = 40x (250 x 4) x 10.000 = 400.000 ou 4 x 10⁵ UFC/mL
                  ⎵
                 1 mL

- Fazer esfregaços a partir das colônias do meio semeado (três ou quatro), a fim de detectar os tipos morfológicos presentes.

Capítulo 34   *Contagem total de microrganismos (UFC/mL)*

Atividades

1. O que são unidades formadoras de colônias por mL (UFC/mL)?

2. O que são diluições seriadas?

3. Como se calcula o número de UFC/mL da amostra de saliva? Descreva os passos para a obtenção da contagem total de microrganismos.

4. Registre a morfologia dos microrganismos observados na bacterioscopia a partir das diferentes colônias selecionadas para a obtenção dos esfregaços (usar o protocolo de desenho).

Protocolo de desenho

Lâmina 1

Aumento =

Lâmina 2

Aumento =

Lâmina 3

Aumento =

Capítulo 35

Determinação da UFC/mL de *Lactobacillus* spp. Correlação com a atividade de cárie

objetivos

- Determinar a UFC/mL de *Lactobacillus* spp. de amostra (saliva).
- Correlacionar o número desses microrganismos na saliva com o processo cariogênico.

Lactobacilos são bastonetes gram-positivos, não-esporulados, que, em geral, crescem melhor sob condições de microaerofilia. O isolamento e a contagem desses organismos são facilitados pelo uso do meio seletivo de Rogosa, que impede o crescimento de outros microrganismos bucais pelo seu baixo pH (5,4). Os lactobacilos representam cerca de 1% da microbiota bucal, sendo as espécies *L. casei* e *L. fermentum* as mais comuns; o *L. acidophilus* é mais encontrado na saliva, enquanto o *L. casei* e o *L. fermentum* predominan na placa bacteriana e na dentina cariada. Esses microrganismos podem ser isolados da saliva, de superfícies dentárias, do dorso da língua, da mucosa vestibular e do palato duro.

Investigações sobre a relação entre cárie e lactobacilus presentes na literatura demonstram que raramente esses microrganismos estão ausentes da cavidade oral de adultos portadores de dentes e aumentam em número nas superfícies do esmalte, nas placas e na saliva antes do aparecimento da cárie. A ingestão de quantidades maiores de carboidratos refinados aumenta essa população.

UFC/ML DE *LACTOBACILLUS* SPP. NA SALIVA

A determinação da UFC/mL dos lactobacilos na saliva usa o meio de Rogosa, que é ácido e tem alta concentração de acetato de sódio e outros sais, bem como baixa tensão superficial. Esse método é seletivo para lactobacilos; entretanto, como sua seletividade não é absoluta, considera-se que ele estima o número de microrganismos acidúricos da saliva.

O número de lactobacilos na saliva parece ser estável durante o dia. Contudo, se a saliva é coletada antes do café da manhã e da escovação, números significativamente mais elevados de lactobacilos são obtidos, principalmente em pessoas com número elevado desses microrganismos. Tal variabilidade limita a utilização de uma única contagem de lactobacilos como análise quantitativa da atividade de cárie. Por conseguinte, amostragens repetidas são recomendadas. A contagem de lactobacilos tem tido boa correlação com a atividade de cárie na prática clínica, principalmente em comparações entre pacientes cárie-ativos e cárie-inativos.

EXPERIMENTO

MATERIAL

- Tubos de rosca estéreis
- Tubos com salina fisiológica ou tampão fosfato
- Placas de Petri esterilizadas
- Pipetas de 1 mL esterilizadas ou micropipetas
- Três tubos com meio de Rogosa a 50°C

DELINEAMENTO

a) Amostragem e preparo das diluições

Estimular a secreção salivar por meio da mastigação de um pedaço de parafina e coletar a saliva em um tubo esterilizado, homogeneizando em Vortex. Preparar diluições decimais com o solvente escolhido (10^{-1} a 10^{-5}).

b) Inóculo

Semear a amostra pelo método de *pour-plate* no meio de Rogosa, inoculando 250 μl da amostra e diluindo na placa com 15 mL do meio, depositando em seguida o restante do meio (10 mL), a fim de se conseguir microaerofilia (níveis baixos de O_2). Incubar a 37°C em aerobiose.

Métodos alternativos podem ser considerados, como o uso de câmaras anaeróbicas de CO_2 (inóculo normal).

RESULTADOS

- Observar as características culturais do microrganismo na placa de cultura.
- Determinar a UFC/mL nas diversas diluições.
- Interpretar os resultados, utilizando a Tabela 35.1.
- Fazer esfregaço de uma colônia característica de lactobacilos, fixar, corar por Gram e observar em imersão.

INTERPRETAÇÃO

Anotar os resultados do experimento, comparando-os com os dados da Tabela 35.1.

Tabela 35.1
UFC/mL x Atividade de cárie

UFC/mL de *Lactobacillus* spp.	Atividade de cárie
0 – 100	pequena ou negativa
1.000 – 5.000	discreta
5.000 – 10.000	moderada
mais de 10.000	acentuada

Capítulo 35   *Determinação da UFC/mL de Lactobacillus spp. Correlação com a atividade de cárie*

Atividades

1. Qual é o objetivo de se determinar a UFC/mL de lactobacilos no que se refere à atividade cariogênica?

2. Descreva sucintamente os passos para a determinação da UFC/mL de *Lactobacillus* spp.

3. Qual é o número de lactobacilos encontrado na amostra pesquisada? Qual é a interpretação em relação à atividade de cárie?

4. Registre a morfologia dos esfregaços corados no protocolo de desenho.

Protocolo de desenho

Lâmina 1

Aumento =

Lâmina 2

Aumento =

Lâmina 3

Aumento =

Capítulo 36

Contagens de *Streptococcus* grupo *mutans* x atividade cariogênica

objetivos

- Isolar e identificar estreptococos do grupo *mutans.*
- Determinar a UFC/mL de *S. mutans*.
- Relacionar esse microrganismo com a atividade cariogênica.

Os estreptococos do grupo *mutans* são constituídos por sete espécies e representados por oito sorotipos, com características fenotípicas, ecológicas e patogênicas relacionadas com o grau de desenvolvimento da cárie dental em humanos e em algumas espécies de animais. As espécies desse grupo mais comumentes relacionadas com o desenvolvimento da cárie dental em humanos são *S. mutans* (90% das amostras bucais) e *S. sobrinus* (7 a 35%).

A colonização e o acúmulo de estreptococos do grupo *mutans* na cavidade bucal são influenciados por vários fatores, como condições nutricionais, componentes salivares e força de limpeza de fluxo salivar. A capacidade de sintetizar glucanos de aderência, insolúveis em água, por meio da sacarose e a produção de bacteriocinas também podem modificar o processo de infecção e a patogênese dessas espécies (Kamiya, 2003).

O número de estreptococos do grupo *mutans* detectáveis na saliva é variável, indo de não-detectável até 1×10^7 UFC/mL, com uma média de 1×10^5 UFC/mL de saliva.

AULA 01

MATERIAL

- Tubos esterilizados para a coleta de saliva
- Solução fisiológica estéril
- Micropipetas ou pipetas esterilizadas
- Placas com meio de ágar mitis-salivarius bacitracina sacarose (MSBS)

Delineamento

Amostragem

Amostras de saliva são diluídas em solução fisiológica esterilizada, obtendo-se diluições de 10^{-1}, 10^{-2}, 10^{-3} e 10^{-4}, as quais são semeadas (conforme explicitado nos Capítulos 33, 34 e 35) sobre MSBS. Após 72 horas de incubação a 37ºC em microaerofilia (método da vela) ou em anaerobiose (10% de CO_2), determina-se o número de colônias por mL (UFC/mL) manualmente ou por meio de contadores de colônias digitais.

Identificação e caracterização de *Streptococcus* grupo *mutans*

A partir de colônias características que cresceram no MSBS, são feitos esfregaços corados por Gram, aplicados para o caldo BHI, onde serão identificadas, por meio das provas de catalase, de fermentação de manitol e sorbitol e de hidrólise da esculina e da arginina, outras espécies como *S. sanguis*, *S. mitis* e *S. salivarius* (Quadro 36.1).

Prova de catalase

- Proceder conforme explicado no Capítulo 26.
- Os estreptococos são normalmente catalase-negativos.

AULA 02

MATERIAL

- Placas de MSBS semeadas na aula 01
- Bateria de Gram
- Contador de colônias digital

DELINEAMENTO

Cálculo do número de bactérias (UFC/mL)

- Observar o crescimento de microrganismos com características culturais semelhantes às do *S. mutans* nas placas semeadas na aula 01.
- Observar as características morfológicas de algumas colônias (bacterioscopia).
- Escolher, entre as diversas diluições, uma placa de cada meio que contenha aproximadamente 30 a 300 colônias.

Quadro 36.1

Caracterização bioquímica de estreptococos bucais

Microrganismo	Catalase	Manitol	Sorbitol	Arginina	Esculina
Grupo *mutans*	–	+	+	–	+
S. aureus	–	–	–	+	+
S. mitis	–	–	–	–	–
S. salivarius	–	–	–	–	+

+ = prova positiva; – = prova negativa

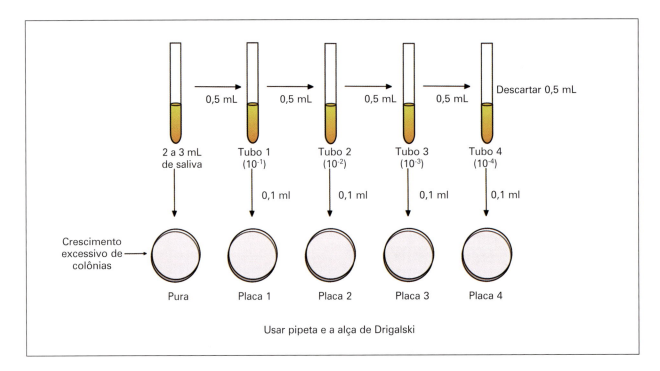

Figura 36.1 Diluição seriada e inóculo em placas da amostra.

Capítulo 36   *Contagens de Streptococcus grupo mutans x atividade cariogênica*

RESULTADOS

À semelhança das contagens de lactobacilos, a UFC/mL (método semiquantitativo) de estreptococos permite a sua correlação com a atividade cariogênica. Números inferiores a $1x10^4$ são considerados baixos, e superiores a $1x10^5$, altos (alto risco de cárie).

INTERPRETAÇÃO

- Contar o número de colônias na placa escolhida.
- Calcular o número de UFC/mL de saliva, conforme explicado no Capítulo 34.
- Relacionar esse número com o risco de cárie.

Atividades

1. Quais são as características morfológicas e culturais dos estreptococos do grupo *mutans*?

2. Quais são as principais espécies de estreptococos do grupo *mutans* presentes na cavidade bucal humana?

3. Como se dá a contagem de estreptococos do grupo *mutans* e como se faz o cálculo da UFC/mL desses microrganismos?

4. Quais testes são recomendados para a diferenciação entre estreptococos do grupo *mutans* e outras espécies como *S. sanguis*, *S. mitis* e *S. salivarius*?

5. Quais são os números de UFC/mL de estreptococos que permitem a sua correlação com a atividade cariogênica?

6. Registre no protocolo de desenho as preparações observadas.

Protocolo de desenho

Lâmina 1

Aumento =

Lâmina 2

Aumento =

Lâmina 3

Aumento =

Capítulo 37

Anaeróbios

objetivos

■ Entender o que são microrganismos anaeróbios estritos.

■ Conhecer a necessidade atmosférica desses organismos.

■ Conhecer os dispositivos (equipamentos) necessários para seu cultivo.

As bactérias podem ser classificadas em três grupos distintos, conforme o seu comportamento em relação ao oxigênio. Aeróbias são as que crescem somente em presença de O_2 (p. ex., *M. tuberculosis*). Anaeróbias facultativas são as que, embora cresçam melhor em aerobiose, também o fazem em anaerobiose. Pertence a essa categoria a maioria das bactérias patogênicas, como as enterobactérias, as corinebactérias, etc. As anaeróbias estritas – ou, simplesmente, anaeróbias – são as que só crescem na ausência de O_2 (p. ex., os clostrídios). As bactérias anaeróbias estritas compreendem numerosas espécies patogênicas, como os pertencentes a clostrídios, *Veillonella*, bacteróides, fusobactérias, *Leptotrichia*, etc.

Atualmente, dispõe-se no mercado de recursos (equipamentos) como câmaras anaeróbicas e outros dispositivos. Todos eles propiciam condições para o crescimento de microrganismos que não suportam a presença de oxigênio (sistema Gaz-Pack, etc.).

AULA 01

MATERIAL

- Tubos de culturas de *Prevotella intermedia* e *Porphyromonas gingivalis*
- Placas de ágar-sangue pré-reduzido suplementado com hemina (5 μg/mL) e 5% de sangue desfibrinado de carneiro

- Alça de platina
- Jarras de anaerobiose ou câmaras de anaerobiose para crescimento de anaeróbios estritos

MÉTODO

- Repicar as culturas das bactérias citadas, inoculando-as em ágar-sangue pelo método de estrias (*streak*).
- Testar a incubação desses microrganismos em temperatura de estufa comum (aeróbica), em jarras anaeróbicas e em câmaras de anaerobiose.
- Manter os microrganismos nas estufas por 24 a 72 horas a 27ºC e acompanhar o seu crescimento.

AULA 02

MATERIAL

- Placas de cultura dos microrganismos *P. gingivalis* e *P. intermedia* cultivadas na aula 01
- Bateria de coloração de Gram
- Alça de platina
- Lâminas de vidro para bacterioscopia
- Microscópio óptico de luz

MÉTODO

- Observar o crescimento ou não dos microrganismos cultivados na aula 01.

- Visualizar o crescimento dos microrganismos nas diferentes atmosferas de oxigênio.
- Fazer esfregaços das colônias e observar suas características celulares no microscópio óptico.
- Registrar no protocolo de desenho.

RESULTADOS E INTERPRETAÇÃO

Nas culturas em placas de ágar-sangue, obtêm-se por esse processo colônias que se apresentam com pigmento negro ou marrom escuro. Em culturas puras, a coloração de Gram revela bastonetes gram-negativos (cor vermelha). As culturas submetidas a diferentes exigências de atmosfera de O_2 demonstram crescimento amplo quando cultivadas em anaerobiose. Testes adicionais devem ser realizados para as culturas puras de bastonetes gram-negativos na identificação das espécies, tais como fluorescência das colônias sob luz UV, fermentação de lactose e atividade da tripsina.

Atividades

1. O que são microrganismos anaeróbios?

2. Por quais processos podem ser cultivados esses microrganismos?

3. Quais são os resultados esperados no cultivo de *P. gingivalis* e *P. intermedia*, no que diz respeito a suas características culturais e celulares?

4. Registre no protocolo de desenho as preparações observadas.

Capítulo 37   *Anaeróbios*

Protocolo de desenho

Lâmina 1

Aumento =

Lâmina 2

Aumento =

Lâmina 3

Aumento =

Capítulo 38

Isolamento de leveduras

objetivos

- Isolar leveduras a partir de amostra (saliva).
- Observar a morfologia e as características culturais desses microrganismos.
- Aprender sobre as provas de identificação das leveduras.
- Aprender sobre o microcultivo de fungos em microscopia.
- Distinguir *Candida albicans* e *C. dubliniensis* de outras espécies.

Espécies como *Candida albicans*, *C. tropicalis*, *C. krusei*, *C. parapsilosis* e *C. guilliermondi* encontram-se normalmente na cavidade bucal (mucosas, saliva, etc.), particularmente a espécie *C. albicans*. Denomina-se candidose ou candidíase o processo de invasão desses organismos em circunstâncias predisponentes.

O isolamento e a identificação de *Candida* spp. utilizam meios seletivos: ágar sabouraud dextrose (SDA), com a adição de cloranfenicol, Yeast Extract Peptone Dextrose (YEPD), Mycosel®, etc. As características culturais demonstram colônias esféricas, brancas/foscas, com aspecto de porcelana, de 4 a 8 mm de diâmetro e odor característico. Pela coloração de gram, observam-se células ovaladas, grandes (com e sem brotamento), sendo, portanto, gram-positivas. Colônias com essas características são mantidas nos meios específicos (como SDA) para posterior identificação.

Para identificação adicional das diversas espécies de *Candida*, podem ser feitas as seguintes provas: formação de tubo germinativo; produção de clamidosporos e pseudo-hifas; fermentação de carboidratos; assimilação de carboidratos; prova da termotolerância a 45°C (diferenciação entre espécies de *C. albicans* e *C. dubliniensis*); e caracterização molecular Arbitrary Primer Polimerase Chain Reaction (AP-PCR).

A identificação presuntiva de *C. albicans* (espécie mais prevalente) e *C. dubliniensis* (espécie recente) pode ser feita inoculando-as em meio de cultura cromogênico CHROMagar Candida® (CHROMagar Microbiology, Bio Merieux, Paris, France), incuban-

do-as a 37°C por 48 horas e associando-as ao microcultivo.

A identificação presuntiva por meio de CHROMagar® e microcultivo se dá, respectivamente, pela observação de colônias verdes e pela produção de clamidosporos (microcultural), sugestivas de *C. albicans* e *C. dubliniensis*. Cores diferentes do verde são sugestivas de outras espécies de *Candida*. A separação definitiva entre *C. albicans* e *C. dubliniensis* poderá ser feita usando-se testes fenotípicos e também por meio de métodos moleculares (PCR-específico), com a utilização de *primers* específicos.

NOTA: Também pelo CHROMagar Candida® poderão ser identificadas as espécies *C. tropicalis* e *C. krusei*, com 100% de sensibilidade e especificidade, com base na coloração e na textura das colônias. A Figura 38.1 mostra o esquema de identificação de leveduras da espécie *Candida* nos seus diversos passos.

AULA 01

MATERIAL

- Tubos esterilizados ou copos de plástico para coleta de saliva
- Pipeta esterilizada ou micropipetas
- Alça de Drigalski esterilizada ou pérolas de vidro esterilizadas
- Placa de SDA com cloranfenicol

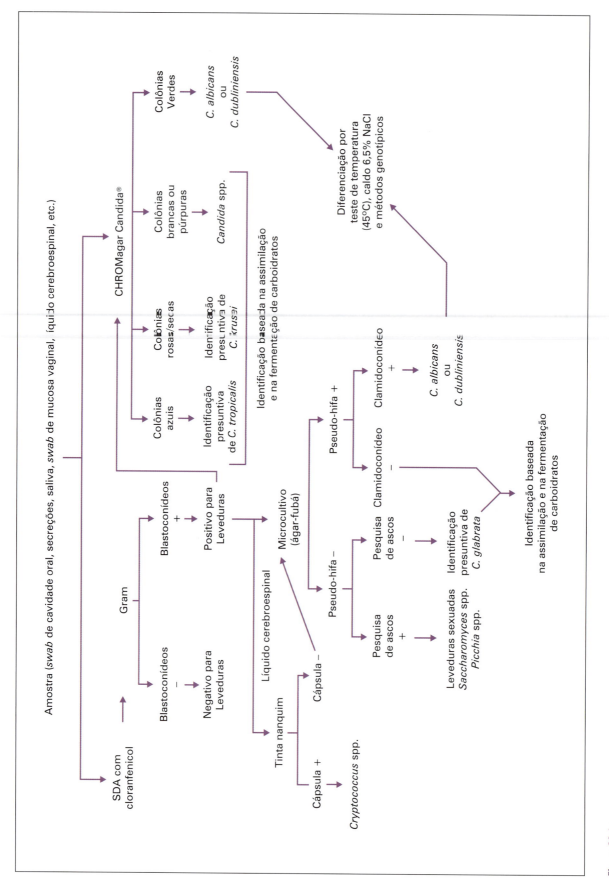

Figura 38.1 Esquema de identificação de leveduras.

Capítulo 38   *Isolamento de leveduras*

DELINEAMENTO

- Coletar 2 a 3 mL de saliva (sem estimulação).
- Semear 0,1 mL de saliva com uma pipeta esterilizada na superfície do SDA com cloranfenicol.
- Espalhar o inóculo de saliva sobre o meio de cultura, com a alça de Drigalski, e identificar a placa.

AULA 02

MATERIAL

- Placa de SDA semeada com saliva na aula 01
- Bateria para coloração de Gram
- Alça de platina
- Água destilada estéril
- Lâminas para microscopia

DELINEAMENTO

- Observar a morfologia das colônias (características culturais) nas placas semeadas com saliva: observar se cresceram colônias características.

- Fazer esfregaço de colônias diferentes, fixar e corar por Gram.

RESULTADOS E INTERPRETAÇÃO

A observação de colônias esféricas, de cor branca, foscas, com aparência de porcelana, de diâmetro e odor característicos, associada à microscopia, revelando células gram-positivas ovaladas grandes (com ou sem brotamento), é sugestiva de leveduras.

SEMEADURA EM MEIO CHROMAGAR CANDIDA®

Células sugestivas de *Candida* spp. e com características culturais desses organismos podem ser semeadas em placas contendo CHROMagar Candida®, um meio seletivo cromogênico. Nesse meio, algumas espécies do gênero *Candida* produzem colônias com coloração diferenciada, o que permite sua identificação presuntiva, podendo por esse método ser identificadas e separadas as espécies *C. albicans*, *C. tropicalis* e *C. krusei*. Demais espécies dependem para sua identificação do uso de outros testes já mencionados neste capítulo.

Atividades

1. Qual é o hábitat normal de leveduras no homem?

2. Quais são os meios seletivos usados para a identificação de *Candida* spp.? Como se faz o isolamento da amostra?

3. Quais são as características morfológicas e culturais das colônias isoladas no meio específico?

(continua)

Atividades *(continuação)*

4. De que forma é separada *C. albicans* de outras espécies?

5. Quais testes adicionais podem ser feitos para identificação das várias espécies de *Candida*?

6. Descreva as características culturais das colônias isoladas e registre a morfologia das células no protocolo de desenho.

Capítulo 38   *Isolamento de leveduras*

Protocolo de desenho

Lâmina 1

Aumento =

Lâmina 2

Aumento =

Lâmina 3

Aumento =

Capítulo 39

Avaliação da atividade cariogênica em humanos (teste de Snyder)

objetivos

- Avaliar a atividade cariogênica em humanos.
- Conhecer e empregar um teste microbiológico (teste de Snyder) para a avaliação da atividade de cárie (teste semiquantitativo).
- Testar a saliva de indivíduos normais por esse método.

O teste descrito por Snyder (1940) depende da presença de cor resultante da produção de ácidos pclas bactérias (microrganismos acidogênicos da cavidade bucal), particularmente *Lactobacillus* spp., a partir de glicose.

A produção de ácido é detectada pelo uso de um meio semi-seletivo, contendo o verde bromocresol como indicador que se transforma de azul-esverdeado (pH 4,7 a 5,0) para verde (pH 4,2 a 4,6) e amarelo (pH 4 ou abaixo). A cor amarela indica um teste positivo.

O teste se baseia nos seguintes fatores:

a) a descalcificação do esmalte é acelerada em um pH menor do que 5,0;
b) *Lactobacillus* spp. tem poder acidogênico e é também acidúrico;
c) outros microrganismos, como estreptococos, participam da reação.

Embora outras formas de se avaliar a atividade cariogênica (contagem de microrganismos) sejam mais usadas no momento, esse método poderá ter um valor adicional.

NOTA: Para um maior controle sugere-se a sua repetição periodicamente.

AULA 01

MATERIAL

- Tubos de ensaio contendo 10 mL de meio de Snyder, fundido a 50°C (ver apêndice – Meios de cultura)
- Tubos esterilizados ou copos de plástico para a coleta de saliva
- Pipetas esterilizadas ou micropipetas

DELINEAMENTO

Coletar a saliva (sem estimulação) em tubos ou recipientes adequados e transferir 0,2 mL para o meio de Snyder fundido a 50°C. Homogeneizar com movimentos rotatórios. Incubar a 37°C e proceder à leitura em 24, 48 e 72 horas.

RESULTADOS E INTERPRETAÇÃO

Para a observação e a interpretação dos resultados desse teste, devem-se levar em conta os parâmetros propostos por Snyder (Tabela 39.1).

Tabela 39.1

Interpretação do teste de Snyder

Atividade de cárie	Incubação por 24 horas	Incubação por 48 horas	Incubação por 72 horas
Acentuada	positivo	–	–
Moderada	negativo	positivo	–
Pequena	negativo	negativo	positivo
Negativa	negativo	negativo	negativo

Positivo = acidificação do meio com mudanças de verde-azulado para amarelo.

Atividades

1. Qual é o objetivo do teste semiquantitativo de Snyder?

2. Em que se baseia esse teste?

3. Anote as leituras feitas 24, 48 e 72 horas após a semeadura na tabela abaixo e compare com a tabela proposta por Snyder para a interpretação dos resultados.

Atividade de cárie	Incubação por 24 horas	Incubação por 48 horas	Incubação por 72 horas
Acentuada			
Moderada			
Pequena			
Negativa			

4. Qual é a interpretação do teste realizado na população estudada?

5. Com base nos resultados obtidos e nos parâmetros propostos por Snyder, que conclusões podem ser obtidas?

Capítulo 40

Redução da microbiota bucal (uso de colutórios)

objetivos

■ Testar colutórios ou soluções anti-sépticas como fatores de redução de microrganismos da cavidade bucal.

■ Entender o efeito de colutórios como complemento da anti-sepsia bucal.

■ Saber sobre o significado dos colutórios em relação aos procedimentos odontológicos.

Os colutórios representam o veículo mais simples para os agentes quimioprofiláticos. Em geral, são uma mistura de componentes ativos em água e álcool, com a adição de um surfactante, um umectante e um sabor. A maioria dos agentes quimioprofiláticos é compatível com esse veículo, segundo Thylstrup e Fejerskov (1995). Os colutórios possuem ação química sobre o biofilme dentário (depósito bacteriano aderido ao dente), auxiliando a higiene bucal mecânica no restabelecimento ou na manutenção da saúde bucal.

O mercado nacional se encontra abastecido com formulações consagradas em estudos realizados com produtos similares a de outros países, bem como formulações que se desenvolveram localmente. Dessa forma, diante da necessidade de unir a ação química de colutórios à ação mecânica (escova e fio/fita dental) na higiene oral, produtos como Cepacol®, Flogoral®, Listerine®, Plax®, etc. têm sido amplamente sugeridos para uso pelas empresas de fabricação dos colutórios.

AULA 01

Este capítulo leva em conta preliminarmente a contagem total de microrganismos da saliva, a fim de que se possa detectar o efeito ou a ação do uso de colutórios.

MATERIAL

- Tubos esterilizados para coleta de saliva
- Solução esterilizada
- Solução salina esterilizada
- Placas com BHI ou MH
- Pipetas de 1 mL esterilizadas ou micropipetas
- Alça de Drigalski esterilizada
- Anti-sépticos bucais (colutórios)
- Copos descartáveis
- Água destilada para bochechos

DELINEAMENTO

a) Uso do colutório

- Colocar aproximadamente 5 mL de colutório em copo descartável, misturar com igual quantidade de água destilada, colocar na boca, bochechar durante dois minutos e desprezar o excesso. Esperar cinco minutos e repetir o processo, utilizando apenas água destilada.

b) Coleta da saliva

- Coletar 2 mL de saliva sem estimulação imediatamente após o bochecho com água destilada, em um tubo esterilizado, e proceder como na contagem total de microrganismos UFC/mL na cavidade oral (saliva), descrita em capítulos anteriores.

AULA 02

MATERIAL

- Placas semeadas na aula 01

DELINEAMENTO

- Observar o crescimento de microrganismos nas placas semeadas na aula 01.
- Contar o número de colônias das placas escolhidas (optar por placas que contenham de 30 a 300 colônias).
- Calcular o número de UFC/mL antes e depois do uso de anti-sépticos bucais.

- Calcular a porcentagem de redução microbiana após o uso de anti-sépticos, conforme a fórmula abaixo:

$$\% \text{ de redução} = \frac{\text{UFC/mL saliva inicial} - \text{UFC/mL saliva após colutório x 100}}{\text{UFC/mL saliva inicial}}$$

RESULTADOS E INTERPRETAÇÃO

Anote os resultados de seu experimento. A expectativa após o teste é de que os microrganismos bucais se reduzam.

Atividades

1. Qual é o objetivo deste capítulo e sua relação com a odontologia?

2. Como se procede para testar o uso de anti-sépticos como fator de redução da microbiota bucal?

3. Qual foi o total de UFC/mL previamente ao uso de colutórios e qual foi o percentual de redução microbiana após o seu uso?

4. Quais conclusões podem ser obtidas sobre o significado dos colutórios em relação aos procedimentos odontológicos?

5. Registre no protocolo de desenho as preparações observadas.

Capítulo 40   *Redução da microbiota bucal (uso de colutórios)*

Protocolo de desenho

Lâmina 1

Aumento =

Lâmina 2

Aumento =

Lâmina 3

Aumento =

Capítulo 41

Fungos unicelulares e pluricelulares (técnicas de cultivo)

objetivos

- Conhecer fungos unicelulares e pluricelulares e seu crescimento em meios sintéticos.
- Observar como se desenvolvem esses microrganismos em meios sintéticos.
- Detectar e reconhecer as diversas características culturais de algumas espécies de fungos.

A forma de crescimento dos fungos unicelulares (leveduras) e pluricelulares (miceliais) é semelhante à das bactérias, ou seja, eles crescem bem em meios artificiais que contenham uma fonte de C, N, H_2O, sais minerais e fatores de crescimento. Diferentemente das bactérias, são, de modo geral, aeróbios e normalmente mesófilos (25 a 30°C), demonstrando certa afinidade com meio ambiente úmido. Crescem mais lentamente, porém o fazem abundantemente e ininterruptamente enquanto houver condições ambientais mínimas para o seu crescimento.

MATERIAL

- Meios de cultura
- Amostra de culturas puras
- Alça de platina
- Tubos de meio Sabouraud líquido (SDL)
- Composição do meio Sabouraud líquido:

dextrose .... 40 g
peptona .... 10 g   } Líquido
água .... 1.000 mL

Para tornarmos o meio sólido, devemos acrescentar a seguinte quantidade:

ágar .... 15 g

DELINEAMENTO

SEMEADURA EM MEIO LÍQUIDO

Inocular as amostras da levedura *Candida* spp. e do bolor *Aspergillus niger* em dois tubos de SDL, utilizando a alça de platina normal e em "L".

Esse método é muito útil quando se deseja a propagação de amostras clínicas recentes, previamente tratadas (Figura 41.1). A semeadura em meio sólido inclinado, por outro lado, propõe-se à propagação e à manutenção de culturas para o seu reconhecimento (estudos das características celulares e culturais).

NOTA: Amostras de fungos, de modo geral, permitem que seu crescimento se dê à temperatura ambiente ou em estufas com tensão de O_2 apropriadas. Alguns fungos necessitam de anaerobiose (anaeróbios facultativos).

SEMEADURA EM MEIO SÓLIDO INCLINADO

Inocular as culturas da levedura *Candida* spp. e do bolor *Aspergillus* spp. em meio inclinado (SDA), sendo que a levedura deverá ser inoculada com a alça em anel por meio de estrias feitas na superfície do ágar, e o bolor, com a alça em "L", colocando-se um fragmento da colônia no centro da superfície do ágar.

Microscopia de luz em microbiologia: morfologia bacteriana e fúngica

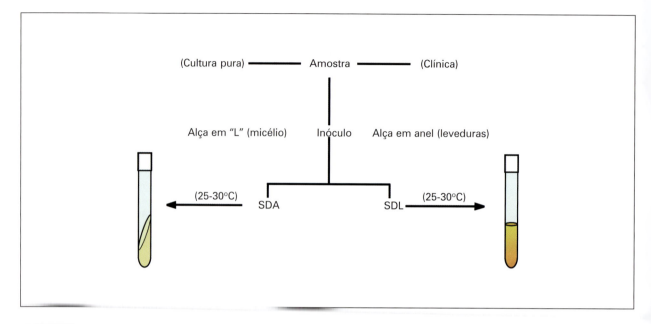

Figura 41.1 Métodos de cultivo de fungos em meio líquido e sólido.

A composição do meio SDA segue a orientação anteriormente descrita, com acréscimo de 15g de ágar.

SEMEADURA EM MEIO SÓLIDO EM PLACA (TÉCNICAS DE ESGOTAMENTO E DA COLÔNIA GIGANTE)

A semeadura em placa de Petri – técnicas de esgotamento e da colônia gigante – presta-se à observação de colônias isoladas e/ou à cultura macroscópica, respectivamente. Ambos os métodos permitem observações das características culturais dos fungos (Figura 41.2).

Para a técnica da colônia gigante, deve-se semear com a alça em "L", no centro da superfície do SDA, pequena porção da cultura, que deve ficar bem presa ao meio para não se desprender com a inversão da placa.

A semeadura do tipo esgotamento é mais adequada ao estudo dos fungos unicelulares, enquanto a semeadura do tipo colônia gigante pode ser utilizada tanto para a análise de fungos unicelulares quanto para a análise de fungos pluricelulares.

A temperatura de crescimento e/ou a tensão de O_2 poderão sofrer pequenas variações (para mais ou para menos).

RESULTADOS E INTERPRETAÇÃO

SEMEADURA EM MEIO LÍQUIDO

A interpretação dos resultados de crescimento dos fungos em meio líquido é análoga à do procedimento com bactérias, conforme capítulos anteriores.

O meio proposto (SDL), rico em dextrose, propicia um bom desenvolvimento para ambos os tipos de fungos (unicelulares e pluricelulares), turvando o meio para leveduras (aeróbias e anaeróbias facultativas) e crescendo na superfície aerobicamente (fungos pluricelulares). Compare seus resultados com as afirmações descritas e anote-os no protocolo de desenho.

SEMEADURA EM MEIO SÓLIDO INCLINADO

A semeadura em meio de ágar inclinado permite observar melhor as características culturais dos fungos. Observa-se uma grande diferença quanto ao aspecto das colônias das leveduras (semelhante ao das bactérias) e dos bolores (fungos pluricelulares), os quais demonstram características macroscópicas próprias, tais como o aspecto da colônia, que pode ser cotonosa (aspecto de algodão), purulenta (como talco ou farinha), granulosa (como areia fina), veluti-

Capítulo 41 Fungos unicelulares e pluricelulares (técnicas de cultivo)

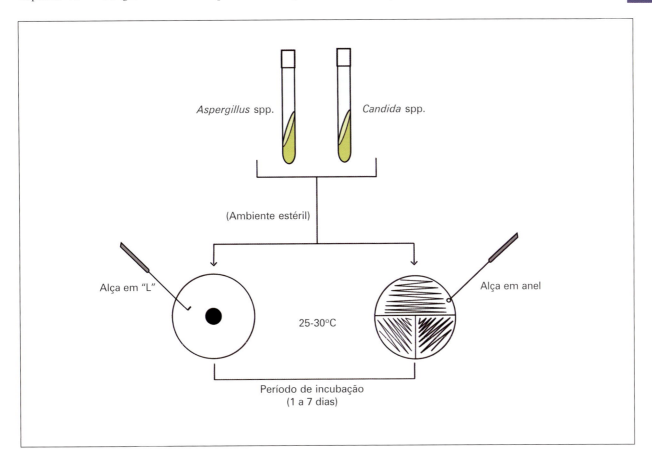

Figura 41.2 Método da semeadura em placa.

na (aveludada), glabra (membranosa e/ou coriácea) e lanosa (como a lã). As células leveduriformes se apresentam, de modo geral, esféricas, branco-foscas, com aparência de porcelana, com 4 a 8 mm de diâmetro e odor característico. Na microscopia, são observadas células ovaladas, grandes, gram-positivas, com ou sem brotamento.

SEMEADURA EM MEIO SÓLIDO EM PLACA

Na observação dos resultados de crescimento de fungos pluricelulares, várias são as características que podem ser analisadas, tais como:

a) **velocidade de crescimento**: pode ser rápida, média ou lenta;
b) **aspecto**: conforme já descrito neste capítulo (ver p. 198, Semeadura em meio sólido inclinado);
c) **pigmento**: presença de cor na frente e no verso da placa;
d) **contorno**: circular, oval, elíptico, irregular e amebóide;
e) **bordos**: ondulados, inteiros, denteados, lacerados, ciliados, lobulados;
f) **topografia da superfície**: com dobras, sulcos, elevações, franjas, pregas;
g) **tamanho**: varia conforme o diâmetro da colônia.

NOTA: Compare os resultados de sua semeadura com as características previstas para esses microrganismos e anote no protocolo de desenho. Faça o mesmo em relação às células leveduriformes.

Analisando os seus resultados, você poderá verificar que a técnica de esgotamento é útil tanto para o isolamento de colônias quanto para o estudo macroscópico das leveduras, e a técnica de colônia gigante somente permite visualizar características coloniais de uma cultura pura. Com uma colônia isolada, é possível verificar detalhadamente as diferenças macroscópicas entre uma levedura e um bolor.

Atividades

1. Qual é a forma de crescimento dos fungos?

2. Qual a utilidade da levedura em meio líquido?

3. Como se comportam os fungos em relaçao à tensão de oxigênio?

4. Quais são as técnicas de leveduras de fungos em meio de cultura sólido?

5. Como são feitas as leveduras tipo colônia gigante e tipo esgotamento? Em que situações elas são utilizadas?

Capítulo 41   *Fungos unicelulares e pluricelulares (técnicas de cultivo)*

Protocolo de desenho

Lâmina 1

Aumento =

Lâmina 2

Aumento =

Lâmina 3

Aumento =

Capítulo 42

Microscopia de fungos pluricelulares e leveduras

objetivos

- Observar células fúngicas por meio de colorações.
- Visualizar a estrutura e a morfologia dos fungos pluricelulares por meio da coloração pelo Lactofenol-azul-algodão (LAA).
- Visualizar a estrutura e a morfologia das leveduras, por meio do mesmo procedimento.

Os fungos possuem dois tipos morfológicos: as **leveduras**, que são unicelulares, e os **bolores** ou **fungos filamentosos**, que são pluricelulares (miceliais). Os fungos filamentosos possuem como elemento constituinte a **hifa**; o conjunto de hifas é denominado **micélio**. Quanto à função, o micélio classifica-se em **vegetativo**, **aéreo** e **reprodutor**.

Para se observar a morfologia microscópica dos bolores, devem-se analisar os micélios vegetativo e reprodutor.

No micélio vegetativo, deve-se analisar a hifa, verificando-se o seu diâmetro e a presença ou a ausência de septos e pigmento. Deve-se também observar a existência de estruturas diferenciadas na hifa, como, por exemplo, rizóides (estruturas semelhantes à raiz), gavinhas (hifas enroladas) e esporos formados por multiplicação vegetativa (clamidoconídeo e artroconídeo).

No micélio reprodutor, deve-se analisar se os esporos são endógenos, formados em esporangióforos, ou exógenos (conídios), formados em conidióforos. Devem-se ainda analisar a forma, o tamanho e a cor desses esporos.

Com relação às leveduras, devem-se observar as características da célula vegetativa, verificando-se a forma, o tamanho (2-5 a 15-50 μm), a presença ou a ausência de cápsula e pseudo-hifas, assim como o brotamento (blastoconídio), o clamidoconídio e o artroconídio (características de reprodução vegetativa).

Por meio da coloração com lactofenol-azul-algodão (LAA) podem-se observar células fúngicas e a sua estrutura micelial (micélio vegetativo e reprodutivo), assim como as células leveduriformes (célula vegetativa e brotamento).

Apesar de os fungos serem todos gram-positivos, a coloração de Gram não é utilizada para os bolores, pois a montagem por meio de esfregaços fixados destruiria a estrutura de continuidade que existe entre o micélio vegetativo e o reprodutor e também impediria, pela cor da violeta-genciana, a visualização dos septos.

A coloração de Gram para visualizar a morfologia das leveduras pode ser utilizada, pois trata-se de um fungo unicelular, e, quando há necessidade de visualizar outras estruturas, utilizam-se métodos como a coloração negativa com tintura-da-china para cápsula e a prova da filamentação, que é um cultivo em lâmina para visualizar a pseudo-hifa e os esporos formados por multiplicação vegetativa.

MATERIAL

- Cultura de fungos pluricelulares recente
- Solução corante de LAA
- Alça de platina (forma em "L")
- Lâmina e lamínula
- Microscópio óptico

DELINEAMENTO

- Colocar uma gota de LAA sobre a lâmina.
- Retirar pequeno fragmento da cultura de bolor e/ou uma alíquota da cultura de levedura.
- Colocar o material sobre a gota do corante.
- Cobrir com a lamínula e examinar ao microscópio na objetiva de 10 e 40x.

RESULTADOS E INTERPRETAÇÃO

Anote os resultados de sua observação no protocolo, desenhando as estruturas multicelulares e as células leveduriformes.

INTERPRETAÇÃO

Nessa coloração, pode-se observar que existem dois tipos morfológicos de fungos: as leveduras e os bolores. Morfologicamente, podem se apresentar nas formas oval e circular, e detalhes do brotamento podem ser observados (formas de reprodução de leveduras). Outras formas de reprodução não são passíveis de serem visualizadas por essa técnica.

Os bolores são fungos filamentosos que possuem hifas septadas ou não-septadas. Na sua reprodução assexuada, é possível visualizar, no micélio vegetativo, o clamidoconídio ou artroconídio e, no micélio reprodutor, os esporos endógenos (esporangióforos) e os esporos exógenos (conidióforos). Apesar de a sua coloração ser fácil, não se consegue conservar a continuidade entre as hifas, observando-as fragmentadas. Técnicas como o microcultivo permitem visualizar melhor as estruturas fúngicas (ver Capítulo 44).

NOTA: Anote os resultados de suas amostras no protocolo de desenho.

Atividades

1. Qual é a coloração usada para a observação de células fúngicas pluricelulares e de células leveduriformes?

2. Como se faz essa coloração?

3. Qual a limitação desse tipo de coloração para fungos multicelulares?

4. Qual técnica permite uma melhor visualização de fungos pluricelulares?

5. Registre no protocolo de desenho as preparações observadas.

Capítulo 42   *Microscopia de fungos pluricelulares e leveduras*

Protocolo de desenho

Lâmina 1

Aumento =

Lâmina 2

Aumento =

Lâmina 3

Aumento =

Capítulo 43

Cápsula de leveduras (coloração não específica)

objetivos

- Aprender a coloração de cápsula.
- Visualizar leveduras capsuladas após a coloração não-específica com tinta da China.
- Registrar as células capsulares.

A cápsula é um material gosmoso de natureza mucopolissacarídica (são antígenos de superfície), com alto peso molecular, e é encontrada em algumas leveduras como *Cryptococcus neoformans*.

Nenhuma atividade tóxica foi verificada em preparados contendo somente a cápsula, porém ela é importante na patogenia por dificultar a fagocitose e por exercer atividade mecânica de obstrução ou de separação de células, matando-as por compressão.

É possível visualizar ar a cápsula por métodos não-específicos de coloração, como a tinta da China, ou métodos de coloração específicos que recebem denominações de autores ou de substâncias empregadas, como Hiss, Mucicarmin, P.A.S., GOMORI e GRIDLEY, estes três últimos usados também para coloração de parede celular. É usualmente utilizada a coloração de Mucicarmin para identificação de cápsula no *C. neoformans* em cortes histológicos.

MATERIAL

- Cultura da levedura
- Tinta da China
- Alça de platina
- Lâmina e lamínulas

DELINEAMENTO

- Colocar uma gota de tintura da China (1:1 em água destilada) sobre a lâmina.
- Depositar a levedura com alça de platina (em anel).
- Sobrepor com a lamínula e observar ao microscópio óptico com objetiva de 10 e 40x.
- Registrar no protocolo de desenho.

RESULTADOS E INTERPRETAÇÃO

A visualização da estrutura (cápsula) após coloração inespecífica com tintura da China permite a obtenção de um fundo escuro e um halo (não colorido) ao redor da célula leveduriforme.

NOTA: Apesar da existência de métodos específicos de coloração, já citados, utiliza-se a coloração negativa pela sua facilidade e praticidade.

Registrar os seus resultados no protocolo de desenho.

Atividades

1. Qual é a composição das cápsulas de leveduras?

2. Como se visualiza essa estrutura?

3. Qual é a técnica de escolha e por quê?

4. Descreva os seus resultados no protocolo de desenho.

Capítulo 43   *Cápsula de leveduras (coloração não específica)*

Protocolo de desenho

Lâmina 1

Aumento =

Lâmina 2

Aumento =

Lâmina 3

Aumento =

Capítulo 44

Técnica do microcultivo (fungos pluricelulares)

objetivos

- Aprender a técnica do microcultivo para estruturas fúngicas pluricelulares (miceliais).
- Observar os detalhes das estruturas vegetativas e/ou reprodutoras microscopicamente, com ou sem coloração.
- Registrar a morfologia do micélio (vegetativo ou reprodutivo) no protocolo de desenho.

Os fungos pluricelulares (miceliais), apresentam a estrutura denominada micélio dividida basicamente em: micélio vegetativo (absorção de nutrientes do solo), aéreo (captação de oxigênio do ambiente) e reprodutivo (produção de esporos reprodutivos).

MATERIAL

- Bastão de vidro em "U"
- Placa de Petri esterilizada
- Meio SDA
- Lâminas e lamínulas
- Bisturi (cortante)
- Alça de platina (em "L")
- Papel de filtro
- Água destilada estéril
- LAA ou outro corante
- Esmalte incolor

DELINEAMENTO

De posse de uma placa de Petri esterilizada contendo ao fundo papel de filtro e um bastão em "U", proceder como segue (Figuras 44.1 e 44.2).

AULA 1

a) Cortar um quadrado de 5 mm de SDA e transportá-lo, com uma alça de platina, sobre a lâmina.
b) Retirar pequenas porções de colônia e semear em dois lados do quadrado de SDA.
c) Cobrir esse cultivo com uma lamínula.
d) Umedecer o papel de filtro com água destilada estéril; a placa funcionará como uma câmara úmida.
e) Identificar a placa e deixá-la à temperatura ambiente, observando diariamente o desenvolvimento da cultura.

AULA 02

f) Quando o crescimento for suficiente, retirar a lamínula, observando a lâmina para que o quadrado não deslize; o quadrado fica aderido à lâmina ou à lamínula, por isso deve ser retirado com uma pinça e colocado em um recipiente com desinfetante ou em local que possa ser esterilizado.
g) Fixar com álcool a 70% as faces da lâmina ou da lamínula que estavam em contato com o quadrado e deixar secar ao ar livre.
h) Montar a lâmina e a lamínula separadamente em LAA ou outro corante.
i) Fechar com esmalte incolor.

NOTA: Este preparo (microcultivo) será feito em duas etapas. Os procedimentos de **a)** a **e)** serão feitos na Aula 01 (Figuras 44.1 e 44.2) e os demais (de **f)** a **i)**) serão feitos na Aula 02.

RESULTADOS E INTERPRETAÇÃO

Após o crescimento do fungo no microcultivo e a respectiva montagem, a lâmina e a lamínula deverão apresentar, ao microscópio, as estruturas filamentosas (hifas vegetativas e de reprodução) intactas, demonstrando-as sem segmentação, ou seja, com continuidade entre as hifas.

Apesar de essa técnica exigir um preparo mais cuidadoso e ser mais demorada, o resultado final é bem melhor do que o do preparo comum (coloração com LAA), permitindo uma observação mais adequada da morfologia dos fungos filamentosos (pluricelulares).

Anote os resultados em seu protocolo, desenhando detalhadamente as estruturas em questão (hifas vegetativas, aéreas, de reprodução e esporos).

NOTA: Após coloração, essas estruturas se apresentarão coradas.

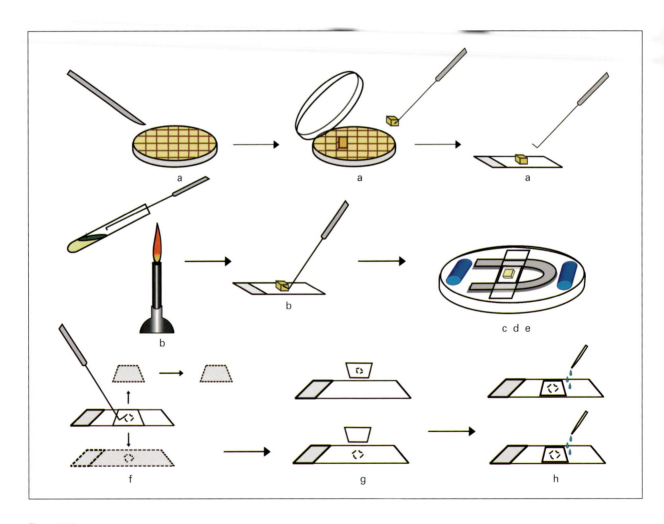

Figura 44.1 Esquema da montagem do microcultivo.

Capítulo 44 Técnica do microcultivo (fungos pluricelulares)

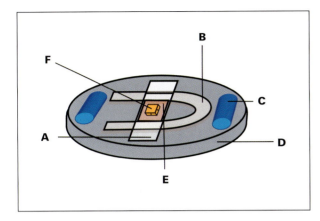

A) Lâmina para microscopia com meio de cultura após incubação do fungo.
B) Bastão de vidro encurvado em forma de "U".
C) Papel de filtro ou algodão embebido em água destilada estéril.
D) Placa de Petri.
E) Lamínula.
F) Meio de cultura.

Figura 44.2 Esquema final da montagem da placa de microcultivo.

Atividades

1. Qual é o objetivo da técnica de microcultivo?

2. Qual é a vantagem em relação à coloração com LAA?

3. Descreva sucintamente os passos da técnica de microcultivo.

4. Registre no protocolo de desenho as preparações observadas.

Protocolo de desenho

Lâmina 1

Aumento =

Lâmina 2

Aumento =

Lâmina 3

Aumento =

Glossário

A

Abscesso – coleção localizada de pus.

Ácido lipoteicóico – polímeros lineares de fosfato de glicerol ou ribitol, unidos por ligações fosfodiéster ao peptideoglicano da parede celular bacteriana. Quando associados a resíduos de açúcar e ao aminoácido D-alanina, constituem macromoléculas de superfície que atuam como determinantes antigênicos.

Ácido-resistência – características de certas bactérias, micobactérias principalmente, que compreendem a resistência à descoloração por ácidos, após terem sido coradas com fuscina fenicada a quente.

Aeróbios – microrganismos que necessitam de oxigênio para seu crescimento (p. ex., *Micobacterium tuberculosis*).

Ágar – açúcar obtido a partir de algas marinhas (*Gelidium*). É um polímero constituído basicamente por galactose e ácido sulfúrico. É usado em microbiologia para solidificar meios de cultura utilizados no crescimento de microrganismos.

Ágar inclinado – meio de cultura contendo ágar, colocado em tubos de ensaio e solidificado inclinadamente, de forma a aumentar a superfície para semeadura de bactérias.

Aglutinação – agregação visível de antígenos celulares ou particulados por anticorpos homólogos.

Alça de platina – instrumento de metal com alça na extremidade, sustentado por um cabo. É usado para inoculação de microrganismos em meio de cultura. Sua esterilização se faz, geralmente, por flambagem em bico de Bunsen. Quando se desejam inóculos menores, utiliza-se a agulha de platina.

Alça de platina
Agulha de platina
Alça em "L"

Alça Drigalski – instrumento utilizado para distribuir homogeneamente os inóculos semeados sobre meio de cultura sólido. Também denominado alça triângulo. Pode ser de vidro ou de metal.

Alça Drigalski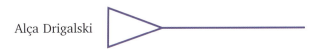

Amilase – enzima que degrada o amido.

Aminoácido – composto orgânico nitrogenado que serve como unidade básica de estrutura de uma molécula protéica.

Anaeróbios – microrganismos que não necessitam de oxigênio para seu crescimento. De acordo com a capacidade de tolerar o oxigênio, são considerados:

- anaeróbios obrigatórios moderados: não crescem na presença de mais de 2 a 8% de oxigênio;
- anaeróbios obrigatórios estritos: não crescem na presença de mais de 0,5% de oxigênio;
- anaeróbios aerotolerantes (facultativos): são capazes de crescer em ambiente contendo oxigênio, mas crescem melhor na sua ausência.

Antibiograma – método utilizado para determinar a sensibilidade de um dado microrganismo a antibióticos/quimioterápicos, por meio de difusão em ágar. A atividade antimicrobiana é observada por meio da formação de halos de inibição de crescimento.

Antibiótico – substância produzida por um microrganismo que inibe ou mata os outros.

Anti-sepsia – prevenção de infecção por aplicação tópica de agentes que matam ou inibem o crescimento de microrganismos nos tecidos (pele ou mucosas).

Anti-séptico – agente químico usado para anti-sepsia.

Glossário

Assimilação de carboidratos – prova bioquímica utilizada para identificação de microrganismos, cujo princípio baseia-se na utilização de determinado açúcar como fonte de carbono para o microrganismo a ser testado.

Autoclave – aparelho utilizado para esterilizar materiais diversos, cujo princípio ativo é o calor úmido sob pressão.

Auxanograma – prova bioquímica feita para identificação de fungos, constituída de uma série de fermentação de açúcares.

B

Bacilos – bactérias em forma de bastonetes retos (do latim **bacillus**, pequeno bastão).

Bactericida – agente químico ou físico que mata rapidamente as bactérias vegetativas.

Bacterimia – veiculação de microrganismos pela circulação sangüínea.

Bacteriostático – agente físico ou químico que impede a multiplicação de bactérias.

C

Catalase – enzima com capacidade de desdobrar peróxido de hidrogênio (H_2O_2) em água e oxigênio nascente. Essa enzima é produzida por algumas bactérias, como, por exemplo, os estafilococos.

Clamidosporos – estruturas esféricas, refringentes, características de amostras de *Candida albicans* quando há o microcultivo em ágar-fubá *tween* 80 em lâminas.

Coagulase – enzima bacteriana extracelular que coagula plasma ou sangue, mesmo quando adicionado de anticoagulase (citrato ou exalato).

Cocos – bactérias em forma esférica (do grego **kókkos**, núcleo).

Clostrídeo – bactéria em forma de bacilo, que produz esporo, formando saliência central no corpo bacteriano.

Colônias bacterianas – crescimento macroscopicamente visível de microrganismos na superfície de meios de cultura sólidos. As diferentes morfologias de colônias auxiliam na identificação dos microrganismos.

Coloração de contraste – corante usado nas técnicas de coloração diferencial para corar os organismos que não retiveram a coloração inicial.

Contaminação – introdução de microrganismos em artigos, materiais, meios de cultura ou tecidos estéreis.

Cultura – população de microrganismos em crescimento em determinado meio.

Cultura pura – cultura que contém uma única espécie de microrganismo.

D

Desinfecção – processo que mata ou remove microrganismos patogênicos, com exceção de esporos bacterianos. Na prática, o termo refere-se à redução do número de microrganismos de certos materiais ou locais.

Desinfetante – agente químico ou físico usado para desinfecção.

Desnaturação – mudança na estrutura secundária ou terciária de uma molécula (proteínas e ácidos nucléicos), que pode afetar sua solubilidade e várias atividades biológicas.

Dipicolinato de cálcio – formado pelo ácido dipicolínico (ácido 2,6-dicarboxílico piridina) associado a íons de cálcio (Ca^{++}). É encontrado quase somente em esporos bacterianos e pode constituir até 15% de seu peso.

E

Endemia – persistência de uma doença em particular em determinada área geográfica.

Epidemia – surto de uma doença que afeta grande número de indivíduos de uma comunidade.

Espécie – grupo taxonômico que compreende indivíduos/microrganismos que têm características intimamente relacionadas.

Espiroquetas – bactérias em forma de espiral ou sacarolhas. É a denominação usada para bactérias em forma de espirilos. Compreende os gêneros *Treponema*, *Borrelia* e *Leptospira*.

Esporos bacterianos – forma de resistência ou repouso de bactérias. Os esporos são muito mais resistentes aos efeitos letais de calor, dessecamento, congelamento e substâncias químicas tóxicas do que as formas vegetativas.

Esporos fúngicos – células reprodutivas uni e multiculares capazes de sobreviver em condições secas e resistentes a substâncias químicas. São pouco resistentes ao calor.

Estafilococos – bactérias esféricas que se apresentam em forma de cachos. É a denominação genérica para as bactérias do gênero *Staphylococcus*.

Esterilização – destruição de todas as formas de vida de um local.

Glossário

Estomatococos – cocos gram-positivos, imóveis, que estão ocasionalmente aos pares ou em tétrades. São catalase fracamente positivos ou negativos. São habitantes normais do trato respiratório humano. Essa é a denominação genérica para o gênero *Stomatococcus.*

Estreptococos – bactérias esféricas que se apresentam em forma de cadeias. Trata-se da denominação genérica usada para o gênero *Streptococcus.*

Estufa esterilizadora – aparelho destinado à esterilização de vários materiais (metais, vidro, pano), por meio do uso de calor seco.

Estufa incubadora – aparelho que mantém a temperatura constante e ideal para crescimento de microrganismos.

Exsudato – líquido orgânico seroso, fibrinoso ou mucoso, proveniente de locais inflamados.

F

Fatores de crescimento – compostos essenciais adicionados aos meios de cultura que possibilitam o desenvolvimento de determinadas bactérias (p. ex., aminoácidos, vitaminas, etc.).

Fermentação – decomposição enzimática de compostos orgânicos (açúcares) em condições de anaerobiose.

Fômites – objetos inanimados, físicos e que podem abrigar e transmitir microrganismos.

Fosfolipídeos – variedade de lipídio (gliceríde) contendo ácido fosfórico e um aminoácido ou álcool (p. ex., lecitinas, esfingomielina, etc.).

G

Gênero – categoria de organismos relacionados, contendo várias espécies. É o primeiro nome de um organismo no sistema binomial de classificação.

H

Hemólise – ruptura dos glóbulos vermelhos com liberação da hemoglobina.

Hemolisina – enzima que produz hemólise.

Hidrólise – degradação de uma molécula por introdução de uma molécula de água.

Hifas – filamentos que constituem um micélio. Trata-se de estrutura somática característica dos fungos.

I

Incubação – manutenção de culturas de microrganismos em condições favoráveis de crescimento.

Indicador de pH – substância que muda de cor, segundo o pH do meio.

Infecção – depósito e crescimento de microrganismos em tecidos, resultando em uma reação do hospedeiro.

Infecção cruzada – infecção transmitida entre pacientes e equipe odontológica, dentro de um ambiente clínico, por meio do contato pessoa-a-pessoa ou com objetos contaminados.

J

Jarra de anaerobiose – utensílio utilizado em laboratório para incubação de bactérias em condições de anaerobiose.

L

Leptospira – bactéria em forma de espirilo. É a denominação genérica do gênero *Leptospira.*

Leveduras – fungos que se apresentam de forma unicelular.

Lipídeo – composto que consiste em gorduras e outras substâncias de propriedades semelhantes.

Lipoproteína – molécula mista de lipídeos e proteínas. É a principal forma em que os lipídeos encontram-se no sangue.

Lipopolissacarídeo – molécula mista constituída de lipídeos e polissacarídeos.

M

Meio de cultura – material nutritivo artificial utilizado para a semeadura de microrganismos.

Meio seletivo – meio de cultura para microrganismos no qual alguns componentes inibem o crescimento de certos microrganismos e favorecem o crescimento de outros.

Meio sintético – meio de cultura constituído de substâncias definidas.

Micélio – conjunto de filamentos de hifas.

Micose – infecção produzida por fungos.

Microbiota – microrganismos encontrados em uma área determinada do organismo humano (boca, nariz, vagina, pele, etc.).

Micrococos – cocos gram-positivos, aos pares, em tétrades ou em pequenas cadeias. São aeróbios ou anaeróbios facultativos, catalase e oxidase-positivos. Seu hábitat principal é a pele do homem e de outros mamíferos. Trata-se da denominação genérica para o gênero *Micrococcus.*

Glossário

Mordente – substância usada para que um corante se fixe mais intensamente.

N

Necrose – morte de uma célula ou um tecido.

O

Oxidação – perda de uma ou várias cargas de eletricidade negativa. Subtração de um ou vários elétrons. Perda de elétrons ou de hidrogênios.

P

Pandemia – epidemia que atinge muitos países ou que afeta quase todos os indivíduos de um país.

Peptideoglicano – Constituinte da parede celular bacteriana. É um polímero complexo constituído de ácido N-acetilmurâmico ligado a tetrapeptídeos e N-acetilglicosamina. Nas bactérias gram-positivas, à camada de peptideoglicano é mais espessa do que nas gram-negativas.

Peptona – proteína parcialmente hidrolisada por meio de enzimas.

Peroxidase – enzima oxidante capaz de decompor a água oxigenada, com produção de oxigênio ativo.

Plasma – parte líquida do sangue, contendo fibrinogênio. Pode ser obtido por centrifugação de sangue no qual foi adicionado anticoagulante.

Plectrídeo – bactéria em forma de bastonete com endosporo formando saliência terminal no corpo bacteriano.

Pneumococo – coco alongado, gram-positivo, lanceolado, geralmente em duplas (diplococos). É o agente etiológico da pneumonia. Trata-se de nome genérico usado para a espécie *Streptococcus pneumoniae*.

Poder resolvente – capacidade de uma lente objetiva que permite ver nitidamente o menor espaço compreendido entre dois pontos.

Polissacarídeos – carboidratos compostos de mais de três moléculas de monossacarídeos.

Proteínas – macromoléculas naturais constituídas por uma ou mais cadeias de aminoácidos.

Q

Quimioterapia – tratamento pelo uso de substâncias químicas.

S

Saprófitas – microrganismos que não se desenvolvem em organismos vivos e vivem às custas de matéria em decomposição (organismos que crescem em matéria orgânica morta, vegetal ou animal).

Septicemia – multiplicação de microrganismos na circulação sangüínea.

Soro – parte líquida do sangue, separada das células por meio da circulação sangüínea. Não contém fibrinogênio.

Swab – chumaço de algodão na extremidade de uma haste de madeira, próprio para coleta de amostras e semeadura de microrganismos, particularmente em mucosas. Em português, denomina-se "zaragota".

T

Tampão – substância presente em uma preparação e que tende a controlar as mudanças de pH quando adicionados ácidos ou bases.

Taxonomia – classificação de seres vivos em espécies, gêneros e famílias.

Z

Zimograma – prova bioquímica utilizada para leveduras, na qual se pesquisa a assimilação de carboidratos e/ou fontes de hidrogênio por determinados fungos como única fonte de energia.

Apêndice 1

Limites para a interpretação do antibiograma com antibacterianos de uso corrente na terapêutica clínica

Antibacteriano	Símbolo	Concentração do disco	Zonas de inibição (em mm)		
			Resistente	Intermediário	Sensível
Amicacina	BB	30 μg	14 ou menos	15 a 18	17 ou mais
Ampicilina ao testar microrganismos gram-negativos e enterococos	AP	10 μg	11 ou menos	12 a 13	14 ou mais
Ampicilina ao testar estafilococos e microrganismos sensíveis à penicilina G.	AP	10 μg	20 ou menos	21 a 28	29 ou mais
Ampicilina ao testar *Haemophilus* spp.	AP	10 μg	19 ou menos	–	20 ou mais
Bacitracina	BC	10 un.	8 ou menos	9 a 12	13 ou mais
Carbenicilina ao testar *Proteus* spp. e *E. coli*	CR	100 μg	17 ou menos	18 a 22	23 ou mais
Carbenicilina ao testar *Pseudomonas aeruginosa*	CR	100 μg	13 ou menos	14 a 16	17 ou mais
Cefalotina ao relatar sensibilidade a todas as cefalosporinas	CF	30 μg	14 ou menos	15 a 17	18 ou mais
Clindamicina ao relatar sensibilidade à clindamicina e à lindomicina	CI	2 μg	14 ou menos	15 a 16	17 ou mais
Cloranfenicol	CO	30 μg	12 ou menos	13 a 17	18 ou mais
Colistina	CL	10 μg	8 ou menos	9 a 10	11 ou mais
Eritromicina	EL	15 μg	13 ou menos	14 a 17	18 ou mais
Estreptomicina	ET	10 μg	11 ou menos	12 a 14	15 ou mais
Gentamicina	GN	10 μg	12 ou menos	13 a 14	15 ou mais
Konanilcina	KN	30 μg	13 ou menos	14 a 17	18 ou mais

(continua)

Antibacteriano	Símbolo	Concentração do disco	Zonas de inibição (em mm)		
			Resistente	Intermediário	Sensível
Ácido nalidíxico	AN	30 μg	13 ou menos	14 a 18	19 ou mais
Neomicina	NO	30 μg	12 ou menos	13 a 16	17 ou mais
Nitrofurantoína	NT	300 μg	14 ou menos	15 a 16	17 ou mais
Novoblocina	NV	30 μg	17 ou menos	18 a 21	22 ou mais
Oxocilina	OX	6 μg	9 ou menos	10 a 13	14 ou mais
Penicilina G. ao testar Estafilococos	PN	10 un.	20 ou menos	21 a 28	29 ou mais
Penicilina G. ao testar outros microrganismos	PN	10 un.	11 ou menos	12 a 21	22 ou mais
Pelicilina G.	PL	500 un.	8 ou menos	0 a 11	12 ou mais
Sulfazotrim (Sulfamotoxazol + Trimetoprim)	SFT	25 μg	10 ou menos	11 a 15	16 ou mais
Sulfonamidas	SF	300 μg	12 ou menos	13 a 16	17 ou mais
Tetraciclina	TT	30 μg	14 ou menos	15 a 18	19 ou mais
Tobramicina	TB	10 μg	12 ou menos	13 a 14	15 ou mais
Vancomicina	VC	30 μg	9 ou menos	10 a 11	12 ou mais

Apêndice 1   *Limites para a interpretação do antibiograma*

Limites para interpretação do antibiograma com antibacterianos de uso corrente na terapêutica clínica para organismos gram-positivos

Antibacteriano	Símbolo	Concentração do disco	Zonas de inibição (em mm)		
			Resistente	Intermediário	Sensível
Amicacina	BB	30 μg	14 ou menos	15 a 18	17 ou mais
Ampicilina ao testar microrganismos gram-negativos e enterococos	AP	10 μg	11 ou menos	12 a 13	14 ou mais
Ampicilina ao testar estafilococos e microrganismos sensíveis à penicilina G.	AP	10 μg	20 ou menos	21 a 28	29 ou mais
Ampicilina ao testar *Haemophilus* spp.	AP	10 μg	19 ou menos	–	20 ou mais
Cefalotina ao relatar sensibilidade a todas as cefalosporinas	CF	30 μg	14 ou menos	15 a 17	18 ou mais
Clindamicina ao relatar sensibilidade à clindamicina e à lindomicina	CI	2 μg	14 ou menos	15 a 16	17 ou mais
Cloranfenicol	CO	30 μg	12 ou menos	13 a 17	18 ou mais
Eritromicina	EL	15 μg	13 ou menos	14 a 17	18 ou mais
Gentamicina	GN	10 μg	12 ou menos	13 a 14	15 ou mais
Kanamicina	KN	30 μg	13 ou menos	14 a 17	18 ou mais
Oxacilina	OX	5 μg	9 ou menos	10 a 13	14 ou mais
Penicilina G. ao testar Estafilococos	PN	10 un.	20 ou menos	21 a 28	29 ou mais
Penicilina G. ao testar outros microrganismos	PN	10 un.	11 ou menos	12 a 21	22 ou mais
Tetraciclina	TT	30 μg	11 ou menos	15 a 18	19 ou mais
Vancomicina	VC	30 μg	9 ou menos	10 a 11	12 ou mais
Opcionais					
Bacitracina	BC	10 un.	8 ou menos	9 a 12	13 ou mais
Neomicina	NO	30 μg	12 ou menos	13 a 16	17 ou mais
Novoblocina	NV	30 μg	17 ou menos	13 a 21	22 ou mais
Sulfazotrim (Sulfamotoxazol + Trimetoprim)	SFT	29 μg	10 ou menos	11 a 13	16 ou mais

Apêndice 2

Microrganismos citados e demais gêneros de interesse médico

A

Actinobacillus Brumpt, 1910 – bastonetes pequenos, gram-negativos, que produzem nos tecidos lesões granulomatosas, semelhantes às da actinomicose. É exemplo *A. lignieresii* (actinobacilose bovina).

Actinomyces Harz, 1877 – microrganismos gram-positivos, sob a forma de filamentos ramificados, com tendência para fragmentação. São imóveis, anaeróbios ou microaerófilos e não-ácido-resistentes. Nos tecidos, constituem grânulos, onde os filamentos se dispõem radialmente e apresentam extremidades em clava. São exemplos *A. bovis* (actinomicose bovina). *A. israelii* (actinomicose bovina e humana).

Alcaligenes Catellani & Chalmers, 1919 – bastonetes gram-negativos, móveis ou imóveis, que vegetam bem nos meios comuns, sem formar pigmento. Não atacam carboidratos e alcalinizam o leite tornassolado. É exemplo *A. faecalis* (infecções urinárias). Trata-se de um saprófita intestinal.

Arizona – bastonetes gram-negativos, móveis, de comportamento bioquímico semelhante ao das salmonelas, exceto quanto à fermentação da lactose (+, + tardiamente ou –) e à b-galactosidase, quase sempre +.

B

Bacillus Cohn, 1872 – bastonetes gram-positivos, móveis ou imóveis, esporulados, aeróbios. É exemplo *B. anthracis* (carbúnculo). No grupo saprófita, então *B. cereus, B. subtilis, B. megatherium*, etc.

Bacillus anthracis – bacilos esporulados, gram-positivos, aeróbios, móveis por flagelos peritríqueos, que apresentam esporos ovais centrais, sem deformar o corpo bacilar. É o agente etiológico do carbúnculo hemático em animais (bovinos, ovinos e caprinos), que ocasionalmente pode ocorrer no ser humano.

Bacillus stearothermophilus – bacilos gram-positivos, esporulados, muito resistentcs ao calor e, conseqüentemente, aos processos de esterilização. É utilizado como parâmetro de efetividade de esterilização pelo calor úmido (autoclave). Trata-se de microrganismos saprófitas.

Bacillus subtilis – bacilos gram-positivos, esporulados. São usados como controle biológico para testes de esterilização pelo calor seco (estufa). Trata-se de microrganismos saprófitas.

Bacteroides Castellani & Chalmers, 1919 – bastonetes pequenos, com extremidades arredondadas, gram-negativos, anaeróbios, facilmente cultiváveis. São exemplos *B. fragilis* (supurações) e *B. melaninogenicus* (saprófita da cavidade bucal, invasor secundário).

Bartonella Strong, Tyzzer & Sellards, 1915 – bastonetes pequenos, pleomórficos, bem coráveis por Giemsa, encontrados nas hemácias e em tecidos fixos no homem. É exemplo *B. bacilliformis* (verruga pequena, febre Oroya).

Bordetella Moreno-López, 1952 – bastonetes curtos, gram-negativos, imóveis, que crescem otimamente em meios com sangue, porém não exigem os fatores X e V, como *Haemophilus*. São exemplos *B. pertussis* e *B. parapertussis* (coqueluche).

Borrelia Swellengrebel, 1907 – microrganismos espiralados, anaeróbios de corpo flexível, facilmente coráveis, com espiras largas e pouco numerosas. São sanguícolas, transmitidos por artrópodes (sobretudo por carrapatos). São exemplos *B. recurrentis* e *B. duttonii* (febre recorrente).

Brucella Meyer & Shaw, 1920 – cocobacilos gram-negativos, imóveis, que vegetam escassamente nos meios comuns e não atacam carboidratos. São exemplos, *B. abortus*, *B. melitensis*, *B. suis* (febre ondulante).

C

Calymmatobacterium Aragão & Vianna, 1913 – bastonetes gram-negativos, encapsulados, imóveis, que só vegetam inicialmente no embrião de pintos ou em meio contendo gema embrionária. É exemplo C. *granulomatis* (granuloma venéreo).

Campylobacter – microrganismos morfologicamente semelhantes a *Vibrio,* porém microaerófilos e não fermentadores de carboidratos. Causam aborto em bovinos e ovinos, raramente no homem, no qual têm sido isolados de casos de enterite, bacteriêmia, endocardite, meningite, etc.

Candida albicans – fungo do grupo das leveduras que se apresentam como células globosas gram-positivas, com brotamentos característicos. Produz pseudo-hifas verdadeiras, hifas verdadeiras, células leveduriformes e clamidosporos no microcultivo. Forma tubo germinativo em soro estéril. Vive como comensal ou patógeno no homem e em vários animais, sendo encontrada na cavidade bucal em cerca de 40% da população. É a espécie mais relatada em candidoses bucais, candidose vaginal e infecção de vários órgãos.

Candida guilliermondii – fungo do grupo das leveduras que se apresenta como blastosporos gram-positivos, com células curtas ou cilíndricas. Forma pseudomicélio em microcultivo. Recuperada normalmente da cavidade bucal, tem sido citada como agente etiológico em endocardites, fungemias hospitalares e outras doenças sistêmicas.

Candida Kefyr – fungo do grupo das leveduras que apresentam blastosporos alongados ou cilíndricos gram-positivos. Forma pseudomicélio em microcultivo. Foi denominada anteriormente de *Candida pseudotropicalis.* Recuperada eventualmente da cavidade bucal humana, pode tornar-se patogênica quando fatores predisponentes estão presentes.

Candida Krusei – fungo do grupo das leveduras que se apresenta como blastosporos ovóides e predominantemente cilíndricos gram-positivos. Forma pseudomicélio abundante em microcultivo. É isolada da cavidade bucal de indivíduos saudáveis, tendo sido descrita em infecções oculares, candidoses vaginais e fungemias hospitalares.

Candida parapsilosis – fungo do grupo das leveduras que se apresenta como blastosporos ovóides, curtos ou alongados, gram-positivos. Produz longos pseudomicélios em microcultivo. É considerada saprófita da pele e da cavidade bucal. Apresenta potencial patogênico limitado, podendo causar infecções, como endocardite, e estar presente em complicações de doenças debilitantes.

Candida tropicalis – fungo do grupo das leveduras que se apresenta como células em brotamento, esféricas, ovais ou alongadas, gram-positivas. Causa infecções indistinguíveis das produzidas por *C. albicans*. É encontrada na cavidade bucal e nasal, na garganta, na pele, na vagina e no trato gastrintestinal de seres humanos. É a espécie mais patogênica do gênero, após a *C. albicans*.

Chlamydia Rake, 1956 – corpúsculos de cerca de 0,25 μm, coráveis por Giemsa, Castañeda ou Macchiavello. São englobados em material de natureza polissacáride (corável pelo iodo) e formam inclusões citoplasmáticas. São exemplos *C. trachomatis* (tracoma), *C. psittaci* (psitacose).

Citrobacter – bastonetes gram-negativos, de comportamento bioquímico semelhante ao de *Arizona*. É um saprófita intestinal de patogenicidade duvidosa.

Clostridium Prazmowski, 1880 – bastonetes gram-positivos, esporulados, anaeróbios. São exemplos *C. tetani* (tétano), *C. botulinum* (botulismo) e *C. perfringens* (principal agente causador da gangrena gasosa).

Clostridium botulinum – bacilos esporulados, gram-positivos, anaeróbios. Os esporos são subterminais, com ligeira deformação no corpo do bacilo. É o agente etiológico do botulismo, intoxicação alimentar que pode ocorrer em humanos quando da ingestão de alimentos contaminados com toxina botulínica, produzida pelo bacilo.

Clostridium tetani – bacilos esporulados, gram-positivos, anaeróbios. Os esporos são terminais e na extremidade do bacilo (forma em plectrídeo). É o agente etiológico do tétano. As bactérias são produtoras de potente neurotoxina, a tetanopasmina.

Corynebacterium diphtheriae – bacilos gram-positivos, pleomórficos, imóveis, não-esporulados e não-capsulados, aeróbios. É encontrado na nasofaringe humana e, eventualmente, na pele. É o agente etiológico produtor de potente toxina, a toxina diftérica. São exemplos *C. diphtheriae* (difteria), *C. pseudodiphthericum* e *C. xerose*. As duas últimas espécies pertencem ao grupo saprófita.

Apêndice 2   *Microrganismos citados e demais gêneros de interesse médico*

E

Enterobacter aerogenes – bacilos gram-positivos, móveis, anaeróbios facultativos e capsulados, da família Enterobacteriaceae. Habitante normal do intestino humano, encontram-se abundantemente no solo, em plantas e em sementes. Pode produzir infecções supurativas em diferentes órgãos e tecidos, tais como infecções urinárias, otites, meningites, etc.

Erysipelothrix Rosenbach, 1909 – microrganismos filamentosos, gram-positivos, imóveis, que vegetam escassamente nos meios comuns. São microaerófilos e H_2S +. É exemplo *E. rhusiopathiae* (erisipela suína, erisipelóide humana).

Escherichia coli – bacilos gram-negativos, anaeróbios facultativos, da família Enterobacteriaceae. É móvel por flagelos peritríqueos, porém algumas amostras são imóveis. Habitante normal da microbiota intestinal humana, é isolada eventualmente em localizações extra-intestinais, como sangue, urina e secreções purulentas. Compreende numerosos sorotipos.

F

Fusobacterium Knorr, 1922 – bastonetes gram-negativos, alongados e com extremidades pontiagudas (forma de fuso), mostrando grânulos ou bandas citoplásmicas de coloração mais intensa. São anaeróbios estritos, dificilmente cultiváveis. É exemplo *F. fusiformes* (angina de Vincent).

G

Gaffkya Trevisan, 1885 – cocos gram-positivos, agrupados em tétrades e encapsulados. É exemplo *G. tetragena* (septicemias).

H

Haemophilus – cocobacilos gram-negativos, que exigem para o seu crescimento um ou ambos os fatores de crescimento X (hemina), da hemoglobina sanguínea e fator V (co-fator nicotinamina adenina dinucleotídeo/NAD^+ ou $NADP^+$), contidos no sangue fresco ou aquecido. São exemplos *H. influenzae* (meningites, supurações), *H. ducreyi* (cancro mole).

K

Klebsiella – bacilos gram-negativos, imóveis e capsulados, da família Enterobacteriaceae. Ocorrem em fezes humanas, solo, água, frutas e vegetais. *K. pneumoniae*, *K. oxytoca* e, ocasionalmente, outras espécies são patogênicas oportunistas que podem causar bacterimia, pneumonia e outras infecções. Espécie tipo: *K. pneumoniae*.

L

Lactobacillus – bastonetes gram-positivos, não-esporulados, que geralmente crescem melhor sob condições de microaerofilia. Representam cerca de 1% da microbiota bucal, sendo *L. casei* e *L. fermentum* as espécies mais comuns na placa bacteriana. O *L. acidophilus* predomina na saliva.

Leptospira Noguchi, 1917 – microrganismos espiralados, de corpo flexível, com espiras estreitas, absolutamente regulares e muito numerosas, apresentando uma ou ambas as extremidades encurvadas. É exemplo *L. icterohaemorrhagiae* (doença de Weil).

Listeria – bastonetes gram-positivos, curtos, regulares, não-esporulados, não-capsulados, móveis por flagelos peritríqueos, anaeróbios facultativos. Podem apresentar-se em formas cocóides. Encontrados abundantemente no meio ambiente, algumas espécies são patogênicas para humanos e animais. É exemplo *L. monocytogenes*.

M

Moraxella Lwoff, 1939 – diplococobacilos gram-negativos, proteolíticos em meio Loeffler. É exemplo *M. lacunata* (conjuntivites).

Miyagawanella Brumpt, 1938 – corpúsculos de 200 a 400 μm, coráveis por Giemsa, Castañeda ou Macchiavello. Formam inclusões citoplasmáticas granulosas (mórula) ou homogêneas (placa), relacionados antigenicamente. Atualmente, integrados ao gênero *Chlamydia*.

Mycobacterium tuberculosis – bacilos finos, álcool-ácido resistentes, imóveis, anaeróbios obrigatórios. Coram-se mal por Gram, mas bem pela coloração de Ziehl-Neelsen. É o agente etiológico da tuberculose em humanos.

Mycobacterium leprae – bacilos finos, álcool-ácido resistentes, que se coram mal por Gram. A coloração de escolha é Ziehl-Neelsen. Não é cultivado em meios artificiais. É o agente etiológico da hanseníase.

N

Neisseria Trevisan, 1885 – cocos gram-negativos, com a forma de grãos de café, dispostos aos pares. São exemplos *N. meningitidis* (meningite meningocócica) e *N. gonorrhoeae* (gonorréia).

Nocardia Trevisan, 1889 – filamentos ramificados semelhantes aos de *Actinomyces,* parcialmente ácido-resistentes ou não, aeróbios. São exemplos *N. asteroides* (nocardiose sistêmica, pseudotuberculose) e *N. madurae* (micetoma a pé-de-madura).

P

Pasteurella Trevisan, 1877 – cocobacilos gram-negativos, de coloração bipolar, imóveis a 37°C. São exemplos *P. tularensis* (tularemia) e *P. multocida* (septicemias hemorrágicas em animais).

Proteus – bacilos gram-negativos, móveis por flagelos peritríqueos, da família Enterobacteriaceae. Ocorrem no intestino do homem e de vários animais, podendo ser isolados de esterco, solo e águas poluídas. Amostras patogênicas podem causar infecções urinárias e agir como invasores secundários. É exemplo *Proteus vulgaris.*

Pseudomonas Migula, 1894 – bastonetes gram-negativos, aeróbios, móveis por flagelos polares ou imóveis. São produtores de pigmento verde-amarelado, fluorescente (fluorescina), hidrossolúvel e difusível no meio de cultura, ou apigmentados; de metabolismo respiratório (oxidase e catalase +). São exemplos *P. aeruginosa* (pus azul) e *P. mallei* (mormo).

R

Rickettsia Rocha Lima, 1916 – microrganismos bacteriformes, no limite da visibilidade óptica, coráveis por Giemsa, Castañeda ou Macchiavello. São parasitas do tubo intestinal de artrópodes e causam febres tifoexantemáticas no homem. São exemplos *R. prowazekii* (tifo europeu) e *R. rickettsii* (febre maculosa).

S

Salmonella – bacilos gram-negativos, geralmente móveis por flagelos peritríqueos. Ocorrem no ser humano, em animais de sangue frio e quente e em alimentos. O gênero compreende muitas espécies e sorotipos, sendo a *S. typhi* a mais patogênica. São agentes etiológicos de febre tifóide, febres entéricas, gastrenterites e septicemias.

Shigella – bacilos gram-negativos, imóveis, anaeróbios facultativos, da família Enterobacteriaceae. Patógeno intestinal do homem e de outros primatas, causam disenterias bacilares. É exemplo *S. dysenteriae.*

Spirilium Ehrenberg, 1830 – microrganismos de corpo rígido, de forma helicoidal, móveis à custa de flagelos polares (lofotríqueos). É exemplo *S. minor* (sodoku).

Staphylococcus aureus – cocos gram-positivos, catalase e coagulase-positivos, imóveis, não-formadores de esporos, anaeróbios facultativos. É isolado de mucosa nasal e nasofaringeana, pele, trato gastrintestinal e genital de homem e animais de sangue quente. Trata-se de importante patógeno, responsável por infecções graves: furúnculos, abscessos, supurações em diversos órgãos e intoxicação alimentar.

Staphylococcus epidermidis – cocos gram-positivos, imóveis, catalase-positivos, coagulase-negativos, não-formadores de esporos, anaeróbios facultativos. É habitante da pele humana. É considerado atualmente como patógeno oportunista que pode colonizar válvulas protéicas cardíacas e cateteres intravasculares e causar infecções pós-operatórias, endocardite bacteriana subaguda, otite e infecções do trato respiratório.

Staphylococcus saprophyticus – cocos gram-positivos, imóveis, catalase-positivos, coagulase-negativos, não-formadores de esporos, anaeróbios facultativos. É habitante da pele humana. Trata-se de espécie que predomina em infecções urinárias, podendo agir como patógeno oportunista e invasor secundário.

Streptococcus cricetus – estreptococos do grupo *mutans*, são cocos gram-positivos que se apresentam aos pares ou em cadeias. É anaeróbio facultativo, imóvel, catalase-negativo, alfa ou não-hemolítico. Foi considerado anteriormente como *S. mutans*, sorotipo A. É isolado da boca de *hamsters*, de ratos e, ocasionalmente, do homem.

Streptococcus faecalis – cocos gram-positivos que se apresentam aos pares ou em cadeias curtas. É anaeróbio facultativo, geralmente imóvel e não-hemolítico. Classificados como sorotipo D de Lancefield, do grupo enterococos. É residente no intestino do homem e de animais e pode exibir patogenicidade, causando infecções urinárias e endocardite subaguda.

Streptococcus macacae – estreptococos do grupo *mutans*, são cocos gram-positivos que se apresentam aos pares ou em cadeias. É anaeróbio facultativo, imóvel, catalase negativo, alfa ou não-hemolítico. Foi descrito originalmente como *S. mutans*, sorotipo H. É isolado da cavidade bucal de macacos.

Streptococcus mutans – cocos gram-positivos que se apresentam aos pares ou em cadeias. É imóvel, anaeróbio facultativo, catalase-negativo, alfa ou não-hemolítico. Seu hábitat primário é a superfície dos dentes humanos. É cariogênico para animais de laboratório e está implicado na cárie dentária humana.

Streptococcus pneumoniae – cocos gram-positivos, alongados, dispostos caracteristicamente aos pares.

Apêndice 2 *Microrganismos citados e demais gêneros de interesse médico*

Conhecido como pneumococo ou diplococo, foi denominado anteriormente de *Diplococcus pneumoniae.* É anaeróbio facultativo, geralmente imóvel e capsulado. Produz hemólise beta quando cultivado em aerobiose e alfa quando em anaerobiose. É patogênico para o humano, produzindo pneumonia, meningite, otite, conjuntivite e infecções em diversos órgãos e tecidos.

Streptococcus pyogenes – cocos gram-positivos, em cadeias longas e/ou curtas. É anaeróbio facultativo, imóvel, catalase-negativo e sensível à bacitracina. É beta-hemolítico e do grupo A de Lancefield. É a espécie do gênero mais patogênica para o humano, produzindo infecções piogênicas em vários órgãos e tecidos.

Streptococcus rattus – estreptococos do grupo *mutans*, são cocos gram-positivos que se apresentam ao pares ou em cadeias. É anaeróbio facultativo, imóvel, catalase-negativo, alfa ou não-hemolítico. Foi considerado anteriormente como *S.mutans*, sorotipo B. É isolado da boca de ratos de laboratório e pode também ser isolado da cavidade bucal humana.

Streptococcus salivarius – cocos gram-positivos que se apresentam aos pares ou em cadeias curtas ou longas. É imóvel, anaeróbio facultativo, catalase-negativo, geralmente não-hemolítico, entretanto amostras com hemólise alfa ou beta podem ser isoladas. É encontrado na boca do homem e de animais, associado principalmente com a língua e a saliva. Instala-se na cavidade bucal, logo após o nascimento.

Streptococccus sanguis – cocos gram-positivos que apresentam longas cadeias quando cultivados em meio artificial. É imóvel, anaeróbio facultativo, catalase-negativo, geralmente alfa-hemolítico, entretanto amostras beta ou não-hemolíticas são isoladas. Consistentemente isolado da placa bacteriana, constitui significante parte da microbiota bucal, sendo encontrado em números menores em outras regiões da boca. Aparece na cavidade bucal com a erupção dos dentes.

Streptococcus sobrinus – estreptococos do grupo *mutans*, são cocos gram-positivos que se apresentam aos pares ou em cadeias. É anaeróbio facultativo, imóvel, catalase-negativo, alfa ou não-hemolítico. Foi descrito anteriormente como *S. mutans*, sorotipos D e G. Seu hábitat é representado por superfícies dentárias humanas. Apresenta cariogenicidade experimental para animais e é associado com cárie humana. É isolado de 7 a 35% das bocas humanas.

Streptomyces Waksmann & Henrici, 1943 – filamentos ramificados, produtores de cadeias de conídias nas extremidades. São ativos produtores de antibióticos. São exemplos *S. griseus* (estreptomicina), *S. venezuelae* (cloromicetina), *S. aureofaciens* (aureomicina) e *S. rimosus* (terramicina).

T

Treponema Schaudinn, 1905 – microrganismos semelhantes às borrélias, porém dificilmente coráveis e com espiras menores, mais regulares e numerosas. São parasitas dos tecidos. São exemplos *T. pallidum* (sífilis) e *T. pertenue* (bouba).

V

Veillonella Prévot, 1933 – pequenos cocos gram-negativos, dispostos aos pares ou em cadeias curtas, anaeróbios estritos. São saprófitas da cavidade bucal, do intestino, etc. É exemplo *V. alcalescens.*

Vibrio Mueller, 1786 – microrganismos gram-negativos, móveis por monotríqueos, em forma de vírgula. É exemplo *V. cholerae* (cólera).

Y

Yersinia – cocobacilos gram-negativos, imóveis a 37°C, podendo ser móveis no intervalo entre 22 e 28°C. Vegetam discretamente nos meios para isolamento e identificação perfunctória das enterobactérias. Glucose, A; lactose – ou +, – galactosidase +; urease +. São exemplos *Y. pestis* (peste bubônica), *Y. pseudotuberculosis* (pseudotuberculose em animais) e *Y. enterocolitica* (enterocolite, infecções urinárias, etc).

Apêndice 3

Nomenclatura dos microrganismos

A denominação das bactérias está subordinada às regras internacionais da nomenclatura botânica.

1. Deve ser binominal para as espécies, de acordo com as regras iniciais de Lineu (1753).

Designações trinomiais, como não raramente se encontram na literatura (p. ex., *Bacillus aerogenes capsulatus*, *Bacillus coli commune*, etc.), devem ser banidas da nomenclatura bacteriana.

No caso em que se queira manter, por questão de uso, uma denominação trinomial, devem-se unir por um traço os dois últimos nomes, por exemplo, em *Clostridium oedematis-maligni* ou em *Salmonella abortus-equi*.

2. O nome do gênero deve consistir em um substantivo latino no nominativo e no singular e escrito com inicial maiúscula. Quanto ao nome da espécie, deve ser também uma palavra latina escrita em letra minúscula, logo após o nome do gênero, e empregada:

a) como substantivo, no genitivo (singular ou plural) ou no nominativo singular (p. ex.,

Salmonella paratyphi, *Salmonella pullorum*, *Salmonella montevideo*);

b) como adjetivo, no nominativo singular masculino (*Bacillus vulgatus*), feminino (*Pseudomonas aeruginosa*); ou neutro (*Clostridium botulinum*, *Treponema pallidum*).

3. Desejando-se citar o nome do autor que descreveu a espécie e a data da descrição, deve-se escrever o nome do autor (ou dos autores) logo após o nome da espécie, sem interposição de qualquer sinal de pontuação, seguido de uma vírgula e da data da descrição. (p. ex., *Treponema pallidum* Schaudinn & Hoffmann, 1905).

Se uma espécie é transferida de gênero, por questão de prioridade ou qualquer outra justificável, o nome do autor que primeiro a descreveu vem logo após o nome genérico, mas entre parênteses, na seqüência vem o nome do autor que fez a revisão. Por exemplo, o *Bacillus subtilis* foi descrito em 1838 por Ehrenberg, que o denominou *Vibrio subtilis*. Mais tarde, em 1875, Cohn transferiu a espécie para o gênero *Bacillus*. Deve-se, pois, escrever: *Bacillus subtilis* (Ehrenberg, 1838) Cohn, 1875.

Apêndice 4

Meios de cultura

A seguir são descritos os principais meios usados nos experimentos descritos neste livro. O conhecimento de uma ampla variedade de meios de cultura específicos poderão ser conhecidos pela referência e outros.

Ágar-amido

- Preparo: adicionar 2 g de amido solúvel por litro na fórmula de ágar simples. Para microrganismos exigentes, pode-se utilizar como base o ágar-cérebro-coração.
- Uso: verificação da produção de amilase por microrganismos.

Ágar base para assimilação de carboidratos

Sulfato de amônia	5 g
Sulfato ácido de potássio	1 g
Sulfato de magnésio	0,5 g
Ágar	15 g
Água destilada q.s.p.	1.000 mL

- Preparo: suspender os ingredientes, distribuir em tubos de ensaio (20 mL) e autoclavar a 121°C por 15 minutos. Estocar em geladeira e aquecer em banho-maria, no momento de usar, para dissolver.
- Uso: verificação da utilização de diferentes carboidratos como fonte de carbono pelos microrganismos.

Ágar-cérebro-coração (Brain Heart Infusion Ágar – BHI Ágar)

Infusão de cérebro bovino	200 g
Infusão de coração bovino	50 g
Protease peptona	10 g
Dextrose	2 g
Cloreto de Sódio	5 g
Fosfato dissódico	2,5 g
Água destilada q.s.p.	1.000 mL
pH final	7,4

- Preparo: suspender 37 g em um litro de água destilada e aquecer em banho-maria até dissolver o ágar. Autoclavar a 121°C por 15 minutos, esperar esfriar até 50 a 55°C, distribuir em placas de Petri esterilizadas.
- Uso: meio utilizado para diversos microrganismos exigentes. Pode ser usado para antibiograma e como base para ágar-sangue.

Ágar-fubá Tween 80

Fubá	40 g
Ágar	20 g
Tween 80	10 mL
Água destilada	1.000 mL
pH final	5,6

- Preparo: dissolver o fubá em 800 mL de água destilada, aquecer em banho-maria durante uma hora, filtrar e deixar em repouso para decantação. Fundir separadamente o ágar em 200 mL de água destilada e adicionar o *tween* 80 e o filtrado de fubá. Autoclavar a 121°C por 15 minutos, esperar esfriar e armazenar em geladeira. No momento de usar, dissolver em banho-maria e distribuir em lâminas esterilizadas, dentro de placas de Petri.
- Uso: microcultivo de fungos e observação de clamidosporos pela *Candida albicans*.

Ágar MacConkey

Peptona	17 g
Proteose-peptona	3 g
Lactose	10 g
Sais biliares	1,5 g
Cloreto de sódio	3,5 g
Vermelho neutro	0,03 g
Cristal violeta	0,001 g
Ágar	13,5 g
Água destilada	1.000 mL
pH final	7,1

- Preparo: suspender 50 g em um litro de água destilada e aquecer em banho-maria até dissolver completamente. Autoclavar a 121°C por 15 minutos, esperar esfriar até 50 a 55°C e distribuir em placas de Petri esterilizadas.
- Uso: *Escherichia coli* e *Enterobacter aerogenes*, que fermentam a lactose, produzem colônias de rosa intenso para vermelho, enquanto *Proteus*, *Shigella* e *Salmonella* apresentam colônias incolores ou brancas.

Ágar mitis-salivarius

Peptona	20 g
Glicose	1 g
Sacarose	5 g
Fosfato dipotássico	4 g
Azul tripan	0,075 g
Cristal violeta	0,0008 g
Ágar	15 g
Água destilada q.s.p.	1.000 mL
pH final	7,0

- Preparo: suspender 90 g em um litro de água destilada e aquecer em banho-maria até dissolver o ágar. Autoclavar a 121°C por 15 minutos, esperar esfriar até 50 a 55°C e distribuir em placas de Petri esterilizadas.
- Uso: *S.pyogenes*, *S.mitis*, *S.salivarius* e demais estreptococos bucais.

Ágar mitis-salivarius bacitracina sacarose (MSBS)

- Preparo: adicionar 150 g/L de sacarose e preparar da mesma forma que o mitis-salivarius. Depois de autoclavado, esperar esfriar entre 50 e 55°C e adicionar solução de bacitracina esterilizada por filtração, de forma a obter 3,3 mg/mL de meio, e distribuir em placas de Petri esterilizadas.
- Uso: seletivo para estreptococos do grupo *mutans*.

Ágar Müller-Hinton

Infusão de carne	300 g
Hidrolisado ácido de caseína	17,5 g
Amido	1,5 g
Ágar	17 g
Água destilada	1.000 mL
pH final	7,4

- Preparo: suspender 38 g de meio por litro de água destilada e aquecer em banho-maria para dissolver os ingredientes. Autoclavar a 121°C por 15 minutos, esperar esfriar até 50 a 55°C e distribuir em placas de Petri esterilizadas.
- Uso: para microrganismos exigentes, como base para ágar-sangue e para antibiograma.

Ágar Sabouraud dextrose

Peptona	10 g
Dextrose	40 g
Ágar	15 g
Água destilada	1.000 mL
pH final	5,6

- Preparo: dissolver os ingredientes em um litro de água destilada e aquecer em banho-maria. Autoclavar a 121°C por 15 minutos, esperar esfriar até 50 a 55°C e distribuir em placas de Petri esterilizadas.
- Uso: meio de escolha para o cultivo de fungos.

Ágar Sabouraud dextrose com cloranfenicol

- Preparo: acrescentar 10 mL de cloranfenicol (quemicetina succinato) ao ágar Sabouraud dextrose. Autoclavar a 115°C por 15 minutos, esperar esfriar até 50 a 55°C, distribuir em placas de Petri esterilizadas.
  Solução de cloranfenicol: dissolver 0,05 g de cloranfenicol em 10 mL de álcool a 95%.
- Uso: meio seletivo para leveduras do gênero *Candida*.

Ágar-salgado

- Preparo: adicionar 75 g de cloreto de sódio por litro na fórmula do ágar simples.
- Uso: meio seletivo para *Staphylococcus*.

Apêndice 4   *Meios de cultura*

Ágar-sangue

- Preparo: preparar a fórmula que pode ser de ágar-cérebro-coração ou de ágar Müller-Hinton e autoclavar a 121°C por 15 minutos. Esperar esfriar até 50°C, adicionar assepticamente 5 mL de sangue estéril (carneiro, coelho ou cavalo) para cada 100 mL de meio e distribuir em placas de Petri esterilizadas.
- Uso: microrganismos exigentes.

Ágar simples
(ágar-nutriente ou ágar comum)

- Preparo: preparar o caldo simples, adicionar a seguir 15 g de ágar por litro, dissolver em banho-maria, autoclavar a 121°C por 15 minutos, esperar esfriar até 50 a 55°C e distribuir em placas de Petri esterilizadas.
- Uso: cultivo de microrganismos pouco exigentes.

Caldo simples (caldo
nutriente ou caldo comum)

Extrato de carne .... 5 g
Peptona .... 10 g
Cloreto de sódio .... 5 g
Água destilada q.s.p. .... 1.000 mL
pH final 6,8

- Preparo: aquecer para dissolver e ajustar o pH. Deixar ferver por 10 minutos, filtrar em papel e completar o volume com água destilada. Autoclavar a 121°C por 20 minutos.
- Uso: cultivo de microrganismos pouco exigentes.

Caldo cérebro-coração
(caldo BHI)

- Preparo: igual ao do ágar-cérebro-coração, omitindo-se o ágar.
- Uso: cultivo de microrganismos exigentes.

Caldo glicosado

- Preparo: adicionar ao caldo cérebro-coração 2 g de glicose por um litro de meio de cultura.
- Uso: cultivo de microrganismos exigentes.

Caldo vermelho de fenol

Peptona .... 10 g
Extrato de carne .... 1 g
Cloreto de sódio .... 5 g
Vermelho de fenol .... 0,018 g
Água destilada .... 1.000 mL
pH final 7,4

- Preparo: suspender 16 g do meio de cultura em um litro de água destilada, agitar e autoclavar a 121°C por 15 minutos. O carboidrato pode ser adicionado antes da autoclavação (0,5 a 1%) ou pode ser adicionado ao meio, assepticamente, após a esterilização prévia por filtração ou autoclave.
- Uso: verificação de fermentação de carboidratos por microrganismos.

Meio de Rogosa (MRS – Ágar)

Triptona .... 10 g
Extrato de levedura .... 5 g
Fosfato monopotássico .... 6 g
Citrato de amônia .... 2 g
Arabinose .... 5 g
Sacarose .... 5 g
Glicose .... 20 g
Tween 80 .... 1 g
Acetato de sódio .... 15 g
Sulfato de magnésio .... 0,57 g
Sulfato de manganês .... 0,12 g
Sulfato ferroso .... 0,03 g
Ágar .... 15 g
Água destilada .... 1.000 mL
pH final 5,5

- Preparo: dissolver os ingredientes, adicionar 13,2 mL de ácido acético glacial. Aquecer em banho maria (BM), ou no microndas (clarificação), agitando com freqüência. Distribuir 15 mL em tubos de ensaio esterilizados. Usar sem autoclavar, ou conforme instruções contidas no frasco do meio.
- Uso: é ácido e tem alta concentração de acetato de sódio e outros sais, bem como baixa tensão superficial. É seletivo para lactobacilos, embora sua seletividade não seja absoluta.

Meio de Snyder

Triptose .... 20 g
Dextrose .... 20 g
Cloreto de sódio .... 5 g
Ágar .... 20 g
Verde de bromocresol .... 0,02 g
Água destilada q.s.p. .... 1.000 mL
pH final 4,8

- Preparo: suspender 65 g em um litro de água destilada, aquecer em banho-maria para a dissolução do ágar. Distribuir em tubos de ensaio (10 mL), autoclavar a 121°C por 15 minutos, esperar esfriar e armazenar em geladeira. Aquecer em banho-maria para dissolver no momento do uso.
- Uso: teste de atividade de cárie. Verifica o tempo que os microrganismos acidúricos da saliva levam para fermentar a glicose com a produção de ácidos.

Apêndice 5

Soluções e corantes

A seguir são descritas as principais soluções e corantes usados nas atividades propostas neste livro.

Álcool acetona 50/50

- Álcool etílico a 95% .... 50 mL
- Acetona .... 50 mL

Álcool ácido (Ziehl-Neelsen)

- Álcool a 95% .... 100 mL
- Ácido clorídrico (densidade de 1,19) .... 1 mL

Azul de metileno (coloração simples e Ziehl-Neelsen)

a) Azul de metileno .... 1 g
   Álcool etílico a 95% .... 100 mL
b) Hidróxido 0,01%

   – Misturar A e B .... 100 mL

Azul de algodão lactofenol (coloração de fungos)

- Lactofenol .... 100 mL
- Azul de algodão aquoso 1% .... 1 mL
- Ácido glacial acético .... 20 mL

Cristal violeta (Gram)

a) Cristal violeta .... 2 g
   Álcool etílico a 95% .... 20 mL
b) Oxalato de amônia .... 0,8 g
   Água destilada .... 80 mL

   – Misturar A e B. Usa-se não diluída para coloração de Gram.

Fucsina básica saturada (Ryu)

- Fucsina básica .... 3 g
- Álcool a 95% .... 100 mL
- Diluir 1:10 na hora do uso.

Fucsina fenicada (Gram e Ziehl-Neelsen)

a) Fucsina básica .... 0,3 g
   Álcool a 95% .... 10 mL
b) Fenol fundido .... 5 g
   Água destilada .... 95 mL

   – Misturar A e B. Usar diluída 1:10 para coloração de Gram.

Líquido de Bouin (parede celular)

- Solução aquosa saturada de ácido pícrico 75 mL
- Formalina (formol a 40%) .... 25 mL
- Ácido acético .... 5 mL

Lugol (Gram)

- Iodo .... 1 g
- Iodeto de potássio .... 2 g
- Água destilada .... 300 mL

Safranina a 5% (Wirtz-Conklin)

- Safranina .... 5 g
- Água destilada .... 100 mL

Solução de soro fisiológico 0,85% (salina)

- Cloreto de sódio ....8,5 g
- Água destilada .... 1.000 mL
- Aquecer, filtrar e distribuir. Esterilizar a 121°C por 20 minutos em autoclave.

Verde Malaquita (Wirtz- Conklin)

- Verde Malaquita ....5 g
- Água destilada ....100 mL

Referências

GARRITY, G. M. *Bergey's manual of systematic bacteriology*. 2nd. ed. New York: Springer, 2001. 4 v.

HOLT, J. G. et al. (Ed.). *Bergey's manual of determinative bacteriology*. 9th. ed. Baltimore: Wiliams and Wilkins, 1993.

INTERNATIONAL JOURNAL OF SYSTEMATIC BACTERIOLOGY. Reading: Society for General Microbiology, 1966-1999.

KAMIYA, R. U. *Análise genotípica e mutacinotipagem de S. mutans isolados de voluntários cárie-ativos e livres de cárie*. 2003. 133 f. Dissertação (Mestrado)– Faculdade de Odontologia de Piracicaba, Universidade Estadual de Campinas, Piracicaba, 2003

SNYDER, M. L. A simple colorimetric method for the diagnosis of caries activity. *Journal of the American Dental Association*, v. 28, p. 44-49, 1940.

THYLSTRUP, A.; FEJERSKOV, O. O ambiente oral: uma introdução. In: THYLSTRUP, A.; FEJERSKOV, O. *Cariologia clínica*. 2. ed. São Paulo: Santos, 1995. p. 13-16.

WHITTAKER, R. H. New concepts of kingdoms of organisms. *Science*, v. 163, n. 863, p. 150-160, Jan. 1969.

Leituras recomendadas

ATLAS, R. M.; PARKS, L. C. *Handbook of microbiological media*. Boca Raton: CRC Press, 1993.

BIER, O. *Bacteriologia e imunologia*. 18. ed. São Paulo: Melhoramentos, 1977.

BLACK, J. G. *Microbiologia*: fundamentos e perspectivas. 4. ed. Rio de Janeiro: Guanabara Koogan, 2002.

BURTON, G. R. W.; ENGELKIRK, P. G. *Microbiologia para as Ciências da Saúde*. 7. ed. Rio de Janeiro: Guanabara Koogan, 2005.

GUIMARÃES, R. X.; GUERRA, C. C. C. *Clínica e laboratório*: interpretação clínica das provas laboratoriais. São Paulo: Sarvier, 1983.

HÖFLING, J. F. *Aspectos de microbiologia geral*. Piracicaba: FOP/UNICAMP, 1986. Apostila.

HÖFLING, J. F. *Microrganismos*. Faculdade de Odontologia de Piracicaba, Universidade de Campinas, 1998. Laminário permanente de microrganismos.

HÖFLING, J. F.; GONÇALVES, R. B. *Imunologia para odontologia*. Porto Alegre: Artmed, 2006.

JORGE, A. O. C. *Microbiologia*: atividades práticas. São Paulo: Santos, 1997.

JORGE, A. O. C. Princípios de microbiologia e imunologia. São Paulo: Santos, 2006.

KONEMAN, E. W. et al. Diagnóstico microbiológico: texto e atlas colorido. 5. Ed. Rio de Janeiro: Medsi, 2001.

LACAZ, C. S.; MINAMI, O. S.; PURCHIO, A. *O grande mundo dos fungos*. São Paulo: Polígono, 1970.

LARPENT, J. P.; GOURGAUD, M. L. *Microbiologia prática*. São Paulo: Edgard Blücher, 1975.

LEVINSON, W.; JAWETZ, E. *Microbiologia média e imunologia*. 7. ed. Porto Alegre: Artmed, 2005.

MADIGAN, M. T.; MARTINKO, J. M.; PARKER, J. *Microbiologia de Brock*. 10. ed. São Paulo: Pearson Education, 2004.

MARSHALL, J. R. *Microbiologia*: manual de laboratório clínico. São Paulo: Santos, 1995.

MATEU, J. B. *Atlas de microscopia*. Rio de Janeiro: Jover, 1972. Edição especial revisada para Livro Ibero-Americano.

MAZA, L. M.; PEZZLO, M. T.; BARON, E. J. *Atlas de diagnóstico em microbiologia*. Porto Alegre: Artmed, 1999.

MURRAY, P. R. *Microbiologia clínica*. Rio de Janeiro: Medsi, 2002.

NEDER, R. N. *Microbiologia*: manual de laboratório. São Paulo: Nobel, 1992.

PILONETTO, M.; PILONETTO, D. V. *Manual de procedimentos laboratoriais em microbiologia*: POPs em microbiologia. Pinhais: Microscience, 1998.

ROY, R. S.; ROBERT, L. L. *Travaux pratiques de microbiologie*. Paris: Maloine, 1974.

SOARES, M. M. S. R.; RIBEIRO, M. C. *Microbiologia prática*: roteiro e manual - bactérias e fungos. São Paulo: Atheneu, 2000.

STROHL, W. A.; ROUSE, H.; FISHER, B. D. *Microbiologia ilustrada*. Porto Alegre: Artmed, 2004.

TORTORA, G. J.; FUNKE, B. R.; CASE, C. L. *Microbiologia*. 8. ed. Porto Alegre: Artmed, 2005.

VANDEPITTE, J. et al. *Procedimentos laboratoriais em bacteriologia clínica*. São Paulo: Santos, 1997.

Índice

A

Actinobacillus, 20
Actinomyces, 20
Actinomycetaceae, 20
Aeromonas, 20
Ágar base para assimilação de carboidratos, 231
Ágar comum *ver* Ágar simples
Ágar MacConkey, 232
Ágar mitis-salivarius bacitracina sacarose, 232
Ágar mitis-salivarius, 232
Ágar Müller-Hinton, 232
Ágar nutriente *ver* Ágar simples
Ágar Sabouraud dextrose com cloranfenicol, 232
Ágar Sabouraud dextrose, 232
Ágar simples, 233
Ágar-amido, 231
Ágar-cérebro-coração, 231
Ágar-fubá Tween 80, 231
Ágar-salgado, 232
Ágar-sangue, 233
Agulha, 89
Alcaligenes, 20
Álcool acetona 50/50, 235
Álcool ácido, 235
Algodão, 90
Anaeróbios, 181-182
Antibiograma, 137-141
   métodos, 137-140
     de difusão com discos de Bawer e Kirby, 138
      fatores que influenciam o halo de inibição, 139-140
       composição dos meios de cultura, 139
       concentração de antibiótico no disco, 139-140
       densidade do inóculo, 139
       difusibilidade do antibiótico, 140
       enzimas bacterianas, 139
       estabilidade e ação de antibióticos e quimioterápicos, 140
       período de incubação das placas, 140
     teste de difusão padronizado pela FDA, 138-139
      discos de antibióticos, 138
      incubação, 139
      inoculação das placas, 138-139
      preparação de placas e meios de cultura, 138
      preparação do inóculo, 138
      quimioterápicos empregados, 138
   de diluição, 137-138
    resultados, 140-141
     interpretação, 141
     limitações do método, 141
     observação, 141
     resultados, 140-141
Antibiótico, 140
Atividade cariogênica em humanos, Avaliação da, 191-192
Autoclave *ver* Calor úmido
Azul de algodão lactofenol, 235
Azul de metileno, 235

B

Bacillaceae, 20
Baccillus, 20
Bacillus spp., 45-46
   Bacillus anthracis, 45
   Bacillus cereus, 45
   Bacillus stearotermophillus, 46
   Bacillus subtilis, 46
   Bacillus thuringiensis, 46
Bacilos gram-negativos, 33-34
Bacilos gram-negativos-aeróbios, 20

Bacilos gram-negativos-anaeróbios facultativos, 20
Bacilos gram-negativos-anaeróbios, 20
Bacilos gram-positivos, 33-34, 45-46
Bacilos gram-positivos-asporogênicos, 20
Bacilos gram-positivos-esporogênicos, 20
Bactérias, Investigação da atividade metabólica de, 127-134
    ação da amilase, 127
    ação da catalase, 129-130, 134
    ação da catalase e da coagulase por meio do diagnóstico de estafilococos, 129
    ação da coagulase, 130
    amostragem e bacterioscopia, 133
    bacterioscopia, 129
    estreptococos, diagnóstico de laboratório, 133
    inóculo em ágar-sangue, 129, 133
    sensibilidade à bacitracina, 134
Bactérias álcool-ácido resistentes, 119-120
    método, 119
        observações, 119
        técnica, 119
    resultados e interpretação, 119-120
Bacterioidaceae, 20
Bacterioscopia, 91-92, 165-166
    dos nichos da cavidade bucal de humanos, 165-166
        biofilme, 165
        dorso da língua, 166
        saliva, 166
        sulco gengival, 166
    métodos, 91
        cultura líquida, 91
        cultura sólida em tubos ou placas, 91
    resultados e interpretação, 91-92
        interpretação, 91-92
        resultados, 91
Bacteroides, 20
Bawer, Discos de, 138-140
Bifidobacterium, 20
Biossegurança, 99-100
    classificação dos instrumento, 99
        instrumentos críticos, 99
        instrumentos não-críticos, 99
        instrumentos semicríticos, 99
    conceitos, 99
        anti-sepsia, 99
        assepsia, 99
        desinfecção, 99
    esterilização, 99
        limpeza, 99
    ordem de preparo do instrumental para esterilização, 99-100
        desinfeção, 99
        embalagem, 100

    lavagem, 100
    pré-lavagem, 99
    remoção de debris, 100
    secagem, 100
Bordetella, 20
Borrelia, 20
Bouin, Líquido de, 114, 235
Branhamella, 20
Brucella, 20

C

Caldo BHI ver caldo cérebro-coração
Caldo cérebro-coração, 233
Caldo comum ver Caldo simples
Caldo glicosado, 233
Caldo nutriente ver Caldo simples
Caldo simples, 233
Caldo vermelho de fenol, 233
Calor seco, 100
Calor úmido, 100, 150
Calymmatobacterium, 20
Campylobacter, 20
Candida spp., 57-58
    aparecimento de doenças, 57
    diagnóstico, 58
    espécies patogênicas, 57
    manifestações clínicas, 57-58
Cápsula de leveduras, 207
Célula bacteriana, Fixação e coloração, 29-30
    delineamento, 29
    esfregaço, 29-30
    material, 29
    técnica de coloração de Gram, 30
    técnica de coloração simples, 30
Chlamydia, 20
Chlamydiaceae, 20
Citrobacter, 20
Clostridium, 20
Cocos gram-negativos-aeróbios, 20
Cocos gram-negativos-anaeróbios, 20
Cocos gram-positivos-aeróbios, 20
Cocos gram-positivos-anaeróbios, 20
Cogumelos, 81
Colorações especiais, 111-117
    cápsula, 117
        resultado, 117
        técnica, 117
    esporos, 111-112
        interpretação, 112
        resultado, 111-112
        técnica, 111
    parede celular, 114
        líquido de Bouin, 114

Índice

resultado, 114
técnica, 114
Colutórios, Uso de, 193-194
Conta-gotas, Frascos, 90
Contagem de *Streptococcus* grupo *mutans* x
atividade cariogênica, 177-179
cálculo do número de bactérias (UFC/mL), 178
identificação e caracterização de *Streptococcus*
grupo *mutans*, 177
Corantes Gram, Preparação e armazenamento dos,
95-96
armazenagem, 96
material e modo de preparo, 95-96
álcool de acetona, 95
cristal violeta, 95
fucsina de Ziehl diluída, 96
lugol, 95
método de Gram modificado, 96
lugol, 96
safranina, 96
violeta-de-metila, 96
Corynebacteriaceae, 20
Corynebacterium, 20
Coxiella, 20
Crescimento de microrganismos, Efeitos do calor
sobre, 149-150
experimento de ação fervente sobre
microrganismos, 149-150
material, 149
teste de ação do calor úmido de vapor sob
pressão, 150
Cristal violeta, 235
Cubas para material usado, 90

D

Drigalsky, Espátula de, 89
Durham, Tubos de, 90

E

Enterobacter, 20
Enterobacteriaceae, 20
Enterobactérias, 41-42
patogenia, 41-42
linhagem *E. coli* invasora, 41
linhagem *E. coli* enteropatogênica, 41
linhagem *E. coli* enterotoxigênica, 41
linhagem *E. coli* enterohemorrágica, 41
Enzimas bacterianas, 139
Erlenmeyer, Balões de, 90
Erysipelothrix, 20
Escherichia, 20

Espirilos, 20
Espiroquetas, 20, 69-70, 123
método, 123
material, 123
técnica, 23
resultados e interpretação, 123
Esporos, 65-66
Estreptococos, 73-74
cápsula, 73-74
principais espécies, 73
S. mutans, 73
S. pneumoniae, 73
S. pyogenes, 73
Estufa *ver* Calor seco

F

Fontana-Tribondeaux, Método de coloração de, 70
Francisella, 20
Fucsina básica saturada, 235
Fucsina fenicada, 235
Fungos filamentosos, 81
Fungos miceliais *ver* Fungos filamentosos
Fungos pluricelulares, 81-82
Eumycota, 81
Ascomycota, 81
Basidiomycita, 81
Deuteromycota, 81
Mastigomycota, 81
Zigomycota, 81
Mycophycota, 81
Myxomicota, 81
Fungos unicelulares e pluricelulares, Técnicas de
cultivo de, 197-199
delineamento, 197-198
semeadura em meio líquido, 197
semeadura em meio sólido em placa, 198
semeadura em meio sólido inclinado, 197-198
resultados e interpretação, 198-199
semeadura em meio líquido, 198
semeadura em meio sólido em placa, 199
semeadura em meio sólido inclinado, 198-199
Fusobacterium, 20

H

Halo de inibição, 139-140
Hiss, Método de, 117

I

Incubação, 139
Inóculo, 139

Isolamento de leveduras, 185-187
    semeadura em meio CHROMagar Cândida®, 187

K

Kirby, Discos de, 138
Klebsiella, 20
Kolle, Cabo de, 89

L

Laboratórios de microbiologia, 87
Lactobacillaceae, 20
Lactobacillus, 20, 173-174
Lâminas escavadas, 90
Lâminas hematiméricas, 90
Lamínulas, 90
Lápis dermográfico, 89
Leptospira, 20
Leptothrichia, 20
Leveduras, 53-54, 81, 77-78, 185-187
    de interesse industrial, 77-78
        gênero *saccharomyces*, 77
        Candida utilis, 77-78
    isolamento de, 185-187
    patogenia, 53-54
        Candida albicans, 53-54
Listeria, 20
Líquido de Bouin *ver* Bouin, Líquido de
Lugol, 235

M

Manipulação de microrganismos 87-213
Materiais e equipamentos, 89-90
    agulha, 89
    algodão, 90
    balões ou frascos Erlenmeyer, 90
    cabo de Kolle, 89
    cubas para material usado, 90
    espátula de Drigalsky, 89
    frascos conta-gotas, 90
    frascos de Roux, 90
    lâminas escavadas, 90
    lâminas hematiméricas, 90
    lâminas, 90
    lamínulas, 90
    lápis dermográfico, 89
    pinça de dissecação, 90
    pinça para tubos, 90
    pipetas graduadas, 89
    pipetas Pasteur, 89
    placas de Petri, 89

tubos de cultura, 89
tubos de Durham, 90
tubos de Roux, 90
Meio de Rogosa, 233
Meio de Snyder, 234
Meios de cultura, 139
Método de Hiss *ver* Hiss, Método de
Método de Robinow *ver* Robinow, Método de
Método de Wirtz-Conklin *ver* Wirtz-Conklin, Método de
Método de Ziehl-Neelsen *ver* Ziehl-Neelsen, Método de
Micobactérias, 61-62
    patogenia, 61-62
        Mycobacterium leprae, 61-62
        Mycobacterium tuberculosis, 61
Microbiota bucal, Redução da, 193-194
Microbiota normal da pele, 157-158
    experimento de Price, 157-158
    fundamentos de Price, 158
    procedimento para a anti-sepsia das mãos na prática odontológica, 158
Microbiota normal do trato respiratório superior, 161-162
    material, 161
    método, 161-162
    resultados e interpretação, 162
Micrococcaceae, 20
Microrganismos, Contagem total de, 169-170
Microrganismos, Nomenclatura, 229
Microrganismos, Taxonomia e nomenclatura, 17-20
Microrganismos *in vitro*, Efeitos de desinfetantes e/ou anti-sépticos, 153-154
    efeito da ação de desinfetantes sobre o crescimento bacteriano, 153-154
        material, 153
        método, 154
Micrococcus, 20
Microscopia de fungos pluricelulares, 203
    delineamento, 204
    material, 203
    resultado e interpretação, 204
Microscópio, 23-25
    estrutura, 23-24
        aumento do microscópio, 24
        ótico composto, 23-24
            parte mecânica, 23
            parte óptica, 23-24
                lentes objetivas, 24
                lentes oculares, 24
                objetiva de imersão, 24
            sistema de iluminação, 24
    regras gerais de uso, 24-25
        focalização, 24-25

Índice

observação , 25
utilização, 24
Moraxella, 20
Morfologia bacteriana e fúngica, 17-84
Mycobacteriaceae, 20
Mycobacterium, 20
Mycobacterium leprae, 61-62
Mycobacterium tuberculosis, 61
Mycophycota, 81
Mycoplasma, 20
Myxocota, 81

N

Neisseria, 20
Nocardia, 20
Nocardiaceae, 20
Nomenclatura de microrganismos, 17-20, 229

P

Parede celular e esporos, 65-66
esporos, 65
método de coloração de Robinow, 65
método de coloração de Wirtz-Conklin, 65-66
Pasteur, Pipeta de, 89
Pasteurella, 20
Pele *ver* Microbiota normal da pele
Peptococcaceae, 20
Petri, Placas de, 89
Picagem profunda, 102, 105
Pinça de dissecação, 90
Pinça para tubos, 90
Pipetas graduadas, 89
Plesiomonas Haemophilus, 20
Pour-plate, Técnica de, 103-104, 106
Price, Fundamentos de, 158
Proteus, 20
Pseudomonas, 20

Q

Quimioterápicos, 138, 140

R

Ricketsiaceae, 20
Rickettsia, 20
Rickéttsias, 20
Robinow, Método de, 65, 114
Rogosa *ver* Meio de Rogosa
Rotina microbiológica, 145-147
esterilização na prática odontológica, 146-147
Roux, Frascos de, 90

Ryu, Método de coloração de, 70, 123

S

Safranina a 5%, 235
Saliva e espiroquetas, 69-70
espiroquetas, 69
saliva, 69
método de coloração de Fontana-Tribondeaux, 70
método de coloração de Ryu, 70
Salmonella, 20
Sarcina, 20
Sarcina spp., 49
Semeadura de microrganismos, Técnicas de, 101-107
atmosfera de crescimento, 104
crescimento em tubo de ágar inclinado, 107
caracterização cultural de colônias isoladas, 107
quanto à cor, 107
quanto à elevação, 107
quanto à estrutura, 107
quanto à forma, 107
quanto ao aspecto, 107
quanto ao brilho, 107
quanto ao tamanho, 107
quanto aos bordos, 107
quanto à cor, 107
quanto à forma, 107
quanto à quantidade, 107
quanto ao brilho, 107
incubação, 104
interpretação dos resultados, 105-107
das técnicas de inoculação, 105-106
meio líquido, 105
meio semi-sólido em tubo, 105
meio sólido em placa, 105-106
meio sólido inclinado ou placa, 105
placa, 106
sobre a atmosfera de crescimento, 106-107
técnicas de inoculação, 101-104
em meio líquido, 102
em meio semi-sólido em tubo, 102
em meio sólido em placa, 102-103
em meio sólido inclinado em placa, 102
em placa, 103-104
Serratia, 20
Shigella, 20
Snyder, 191-192, 234
Spirillaceae, 20
Soro fisiológico, Solução de, 236
Spirillum, 20
Spirochaetaceae, 20
Staphylococcus, 20
Staphylococcus spp., 37-38

principais espécies, 37-38
   Staphilococcus aureus, 37
   Staphylococcus epidermidis, 38
   Staphylococcus saprophyticus, 38
Streak, 102-103
Streptococcaceae, 20
Streptococcus, 20
Streptococcus mutans, 73, 177-179
Streptococcus pneumoniae, 73
Streptococcus pyogenes, 73
Streptomyces, 20
Streptomycetaceae, 20

T

Taxonomia de microrganismos, 17-20
   classificação das bactérias, 19-20
   classificação dos microrganismos, 17
   classificação dos organismos, 19
   reinos, 17-19
   relações filogenéticas, 17
Técnica de esgotamento, 102-103, 105-106
Técnicas de microcultivo, 211-213
   delineamento, 211
   material, 211
   resultados e interpretação, 212
Técnica de *pour-plate*, 106
Teste de Snyder, 191-192
Trato respiratório superior *ver* Microbiota normal
       do trato respiratório superior
Treponema, 20
Tubos de cultura, 89

U

UFC/mL de *Lactobacillus* spp., Determinação da,
       173-174
   experimento, 174
     delineamento, 174
     material, 174
   interpretação, 174
   na saliva, 173
   resultados, 174

V

Veillonella, 20
Veiollonellaceae, *20*
Verde malaquita, 236
Vibrio, 20
Vibrionaeae, 20

W

Wirtz-Conklin, Método de, 65-66, 111-112

Y

Yersinia, 20

Z

Ziehl-Neelsen, Método de, 119-120
Zigomycota, 81